TH 21
Tierhaltung, Band 21
Animal Management, Vol. 21

Herausgegeben von:

Univ. Doz. Dr. H. Bartussek
Bundesanstalt für
alpenländische Landwirtschaft
Gumpenstein
A–8952 Irdning

Prof. Dr. E. Boehncke
Gesamthochschule Kassel
Fachbereich Landwirtschaft
D–3430 Witzenhausen

PD Dr. D. W. Fölsch
Institut für Nutztierwissenschaften
Physiologie und Haltung
ETH
CH–8092 Zürich

Dr. J. Troxler
Eidg. Forschungsanstalt für
Betriebswirtschaft und Landtechnik
Prüfstelle für Stalleinrichtungen des BVET
CH – 8356 Tänikon

Schriftleitung: Priv.-Doz. Dr. D. W. Fölsch

Wissenschaftlicher Beirat

W. Angst, Basel, CH
H. Bartussek, Irdning, A
M. A. S. Bates, Stanford, GB
G. C. Brantas, Beekbergen, NL
H. Bruhin, Basel, CH
O. Buess, Sissach, CH
M. Cena, Wroclaw, PL
D. J. Coffey, Claygate, GB
M. A. Crawford, London, GB
J. Czakó, Gödöllö, H
W. Dietl, Zürich, CH
I. Ekesbo, Skara, S
Y. Espmark, Trondheim, N
R. Ewbank, Liverpool, GB
M. W. Fox, Washington, D. C., USA
A. Gigon, Zürich, CH
G. Graefe, Donnerskirchen, A
A. Grauvogl, Grub, D
P. Gutknecht, Mülhausen, F
J. C. Guyomarc'h, Rennes, F
J. Hess, Basel, CH
J. K. Hinrichsen, Giessen, D
R. J. Holmes, Palmerston North, NZ
B. O. Hughes, Edinburgh, GB
J. F. Hurnik, Guelph, CND
M. Kiley-Worthington, Brighton, GB
F. Kovács, Budapest, H
P. Leloup, Aesch, CH

J. B. Ludvigsen, Kopenhagen, DK
H. Mommsen, Frankfurt, D
J. F. Obermaier, Darmstadt, D
G. Preuschen, Scherneck, D
J. Cl. Ruwet, Liège, B
H. H. Sambraus, München, D
M. W. Schein, Morgantown, W. VA., USA
P. M. Schenk, Wageningen, NL
E. Scheurmann, Giessen, D
W. M. Schleidt, College Park, M. D., USA
U. Schnitzer, Karlsruhe, D
G. H. Schwabe, Plön, D
D. Senn, Basel, Ch
P. B. Siegel, Blacksburg, VA., USA
E. Stephan, Hannover, D
G. Tembrock, Berlin, DDR
J. Troxler, Tänikon, CH
E. Trumler, Birken-Königsessen, D
B. Tschanz, Bern, CH
H. Vogtmann, Witzenhausen, D
H. Wackernagel, Basel, CH
R. G. Warner, Ithaca, N. Y., USA
W. H. Weihe, Zürich, CH
P. R. Wiepkema, Wageningen, NL
E. Wolff, München, D
K. Zeeb, Freiburg, D
E. Zimen, Waldhäuser, D
V. Ziswiler, Zürich, CH

Birkhäuser Verlag
Basel · Boston · Berlin

Franz-Josef Batz

Grundvoraussetzungen für eine tiergerechte Milchviehhaltung

1990

Birkhäuser Verlag
Basel · Boston · Berlin

Danksagung:

Für die kritische Lesung des Manuskriptes und Beratung wird den Herren Dr. J. Troxler (Tänikon, Schweiz) und Dr. K. Zeep (Freiburg, BRD) bestens gedankt.

Adresse des Autors:

Dipl. Ing. agr. Franz-Josef Batz
Seelingstrasse 32
D–1000 Berlin 19

Bildnachweise:

Walter, J.:	Abbildung 9, 29
FAT Tänikon:	Abbildung 20, 21, 22, 24, 25, 35
Glöggler GmbH:	Abbildung 36, 43
Signet:	Walter Schmid, Allschwil

CIP-Titelaufnahme der Deutschen Bibliothek

Batz, Franz-Josef:
Grundvoraussetzungen für eine tiergerechte Milchviehhaltung /
Franz-Josef Batz. – Basel ; Boston ; Berlin : Birkhäuser, 1990
 (Tierhaltung ; Bd. 21)

NE: GT

Das Werk ist urheberrechtlich geschützt.
Die dadurch begründeten Rechte, insbesondere die der Übersetzung,
des Nachdrucks, der Entnahme von Abbildungen, der Funksendung,
der Wiedergabe auf photomechanischem oder ähnlichem Wege
und der Speicherung in Datenverarbeitungsanlagen bleiben,
auch bei nur auszugsweiser Verwertung, vorbehalten.
Die Vergütungsansprüche des § 54, Abs. 2 UrhG werden durch die
»Verwertungsgesellschaft Wort«, München, wahrgenommen.

Umschlagabbildungen: Walter Schmid, Allschwil

© 1990 Birkhäuser Verlag
 Postfach 133
 4010 Basel
 Schweiz

ISBN-13: 978-3-0348-7202-7   e-ISBN-13: 978-3-0348-7201-0
DOI: 10.1007/ 978-3-0348-7201-0

1	EINLEITUNG	9
2	ALLGEMEINE GRUNDVORAUSSETZUNGEN FÜR EINE TIERGERECHTE MILCHVIEHHALTUNG	10
2.1	Optimales Stallklima	10
2.1.1	Temperatur, Luftfeuchtigkeit und Gasgehalt der Luft	10
2.1.1.1	Winterstallklima	11
2.1.1.2	Sommerstallklima	13
2.1.1.3	Gasgehalt der Luft	13
2.1.2	Luftbewegung im Tierbereich	14
2.1.3	Licht	15
2.2	Fütterung von Milchvieh	16
2.2.1	Fütterung laktierender Kühe	16
3	DER ANBINDESTALL	18
3.1	Das deutsche Tierschutzgesetz als Grundlage zur Beurteilung von Haltungssystemen	19
3.1.1	Das deutsche Tierschutzgesetz	20
3.1.2	Das Normalverhalten als statistische Größe	21
3.1.3	Das Abliegeverhalten als Indikator für die Tiergerechtheit eines Haltungssystemes	22
3.2	Standplatz	23
3.2.1	Standlänge	24
3.2.2	Standbreite	26
3.3	Freßplatzgestaltung	27
3.3.1	Der Aufsteh- und Abliegevorgang beim Rind	28
3.3.2	Freßbereich und Krippenform	31
3.3.3	Fassungsvermögen der Krippe	37
3.4	Wasserversorgung	37
3.5	Anbindung	40
3.5.1	Grabner- Anbindung	40
3.5.2	Gelenkhalsrahmen	42
3.5.3	Horizontalanbindung	43
3.6	Die Liege- und Standoberfläche	46
3.6.1	Wahlversuche	46
3.6.2	Wärmeeigenschaften	47
3.6.3	Die Haltung mit Einstreu	48
3.6.3.1	Spezialestriche	48
3.6.3.2	Stallbodenplatten	48
3.6.3.3	Gußasphalt	49
3.6.4	Einstreulose Haltung	49
3.7	Das Standende	49
3.7.1	Kurzstand mit Gitterrost	50
3.7.2	Kurzstand mit Kotstufe	51

3.8	Der Kuhtrainer	53
3.8.1	Funktionsweise	53
3.8.2	Zur Problematik des Kuhtrainers	54
3.9	Zusammenmmenfassende Diskussion	55
4	**DER BOXENLAUFSTALL**	**57**
4.1	Tierverhalten	59
4.2	Maßnahmen zur Verringerung der Aggressivität	60
4.2.1	Enthornung	60
4.2.2	Herdenmanagement	61
4.2.3	Schlußfolgerungen	61
4.3	Der Freßbereich	62
4.3.1	Die bauliche Gestaltung des Freßbereiches	63
4.3.1.1	Die Futterkrippe	63
4.3.1.2	Anzahl der Freßplätze	64
4.3.1.3	Die Freßplatzbreite	65
4.3.1.4	Das Freßgitter	65
4.3.2	Die Wasserversorgung	67
4.4	Der Liegebereich	68
4.4.1	Das Raumangebot	68
4.4.1.1	Boxenmaße	70
4.4.2	Steuerungseinrichtungen	71
4.4.2.1	Seitenabtrennungen	72
4.4.2.2	Weitere Steuerungseinrichtungen	73
4.4.3	Die Liegefläche	74
4.4.4	Anzahl der Liegeplätze	74
4.5	Laufwege und Laufflächen	75
4.5.1	Die Beschaffenheit der Laufflächen	78
4.5.1.1	Perforierte Laufflächen	79
4.5.1.2	Betonierte Laufflächen mit Faltschieberentmistung	83
4.6	Körperpflege	84
4.7	Zusammenfassende Diskussion	84
5	**DER TRETMISTSTALL**	**86**
5.1	Das Funktionsprinzip	86
5.2	Bau und Handhabung	87
5.2.1	Der Liegebereich	88
5.2.1.1	Der Unterboden	88
5.2.1.2	Die Gleitschicht	88
5.2.2	Die Lauffläche	90
5.2.3	Der Freßbereich	91
5.3	Zusammenfassung	92
6	**SCHLUSSBETRACHTUNG**	**93**

Vorwort

Tiergerechte Haltungsformen gewinnen erfreulicherweise und aus vielerlei Gründen zunehmend an Gewicht. Die Entwicklung wird von sehr unterschiedlichen Menschen und Gruppen vorangetrieben. Verhaltensforscher erarbeiten deren Grundlagen. Es gilt nämlich herauszufinden, welche Haltungssysteme im Sinne der darin lebenden Tiere als tiergerecht bezeichnet werden können, wo Kompromisse möglich sind und welche Haltungsformen abgelehnt werden müssen. Es gilt aber auch herauszufinden wie Ställe beschaffen sein sollten, in denen Menschen im Rahmen ihrer täglichen Arbeit mit den Nutztieren umgehen. Zu fragen sind daher die Tiere und die Tierhalter.
Die vorliegende Schrift ist aus einer am Fachbereich Landwirtschaft der Gesamthochschule Kassel in Witzenhausen angefertigten Diplomarbeit hervorgegangen. Am Anfang stand das Engagement des Autors für die Belange der Milchkühe. Es gelang das Nützliche mit dem Angenehmen zu verbinden und das Interesse an ethologischen Fragen in eine Diplomarbeit als Abschluß des landwirtschaftlichen Studiums einzubringen. Gedüngt wurde die Pflanze mit dem Humus der Kenntnisse, die sich auf den verschiedenen Gebieten der landwirschaftlichen Tierhaltung angesammelt hatten. Die berechtigten Forderungen der Praxis sorgten schließlich dafür, daß die Bäume nicht in den Himmel wuchsen. So ist ein Leitfaden entstanden, der mithelfen kann, den Wunsch nach tiergerechter Milchviehhaltung etwas besser zu erfüllen.
Wer Verbesserungen, Umbauten oder gar einen Neubau plant, wird zahlreiche Anregungen finden. Wer sich, aus welchen Gründen auch immer, informieren will, kann dies mit Gewinn tun. Der Leser wird schnell gewahr werden, wie vielschichtig die Synthese aus dem Verhalten von Milchkühen, den daraus abgeleiteten Grundregeln des Stallbaus und den Beurteilungskriterieen der Tierschutzgesetzgebung in der Wirklichkeit ist.
Zur Gruppe der Menschen, die tiergerechte Haltungsformen fordern und honorieren, gehören nicht zuletzt die Verbraucher. Sie sind selbstverständlich und ausdrücklich eingeladen, sich an der Diskussion über deren Grundvoraussetzungen zu beteiligen. Vielleicht gelingt es so, der künftigen Entwicklung die gewünschte Richtung zu geben. Nämlich zuerst zu fragen, was auf der Grundlage desTierverhaltens angemessen ist und dann erst wie es verwirklicht werden kann. Es wäre ein Erfolg, wenn die vorliegende Schrift die Einsicht in die Bedeutung einer solchen Reihenfolge fördern könnte.
Als Leser wünschen wir uns neben Landwirten, Tierärzten, Studenten und Verbrauchern alle jene Menschen, denen an lebenswürdigen Bedingungen für die landwirtschaftlichen Nutztiere gelegen ist.

Prof. Dr. E. Boehncke   Witzenhausen im November 1989

1   EINLEITUNG

Das Verhältnis des Menschen zu seinen Nutztieren ist vom Wandel der Agrargesellschaft hin zur Industriegesellschaft gekennzeichnet, in der den landwirtschaftlichen Nutztieren eine Rolle gemäß deren Normen zugewiesen wird.
Der Wert der Tiere wird hier meistens durch ihre Produktivität ausgedrückt und das Mensch:Tier-Verhältnis auf eine Kosten:Nutzen-Relation reduziert.
In unserer Industriegesellschaft ist die Tierhaltung schon vielfach zur Technologie verkommen. Dies wird besonders deutlich, wenn man sich die Auswirkungen vor Augen hält, die die Gen- und Reproduktionstechnologien auf die Tierhaltung haben werden, von denen einige schon längst in der Landwirtschaft Einzug gehalten haben.
Auch die Agrarpolitik ist von dieser Entwicklung gekennzeichnet.
Im Geflecht internationaler Beziehungen ist sie zum Großprojekt geworden; der Landwirt kann sie immer weniger durchblicken, geschweige denn mitgestalten. Sein Beruf wird damit immer fremdbestimmter.
Der Tierhalter muß sich nun innerhalb der Grenzen bewegen, die ihm diese Agrarpolitik steckt. Ihr Zauberwort heißt Strukturwandel; niedrige Verbraucherpreise und Konkurrenzfähigkeit auf dem "Restemarkt" Weltmarkt werden angestrebt.
Für den Tierhalter bedeutet dies den Zwang zu einer immer intensiveren, platz- und kostensparenden Tierhaltung, will er nicht diesem Strukturwandel zum Opfer fallen.
Die Entwicklung in der Tierhaltungstechnik ist in den letzten Jahren vorwiegend betriebswirtschaftlichen Erwägungen gefolgt. Die gleichzeitige Zucht auf immer höhere Leistungen bedingte jedoch auch immer größer werdende Ansprüche, die das Tier an seine Umwelt stellt. Dem Haltungssystem kommt somit in dieser Schere der Rahmenbedingungen eine wichtige Rolle zu: Es muß sowohl den ökonomischen Bedürfnissen des Tierhalters als auch den biologischen Bedürfnissen des Tieres entsprechen.
Man kommt also nicht umhin, Kompromisse zwischen beiden Zielen zu schließen.
Wie dieser Kompromiß aussieht, zu Lasten welches Zieles er sich neigt, ist letztendlich eine ethische Frage, der sich die Gesellschaft stellen muß.
Artgemäße Tierhaltung ist somit nicht nur ein technisches Problem, sondern vielmehr ein gesellschaftliches.
Obwohl diese Arbeit sich im wesentlichen an technischen Kriterien orientiert, darf dieser Aspekt nicht übersehen werden.
In den folgenden Kapiteln werden die Haltungssysteme Kurzstand-Anbindestall, Liegeboxenlaufstall und Tretmiststall derart diskutiert, wie sie in der Literatur als tiergerecht behandelt werden.
Dies erscheint oft wie eine Feilscherei um Zentimeter. Es ist jedoch ausgesprochen wichtig, sich mit solchen technischen Einzelheiten zu befassen, denn besonders im Anbindestall entscheiden oft nur einige Zentimeter über Leiden und Schäden, denen das Tier ausgesetzt ist.
Diese Arbeit soll daher als Versuch verstanden werden, den Tieren innerhalb der Rahmenbedingungen unserer heutigen Industriegesellschaft eine möglichst artgemäße Haltung zukommen zu lassen, als Kompromiß zwischen den ökonomischen Zwängen und dem ethischen Anspruch an eine artgemäße Tierhaltung.

2 ALLGEMEINE GRUNDVORAUSSETZUNGEN FÜR EINE TIERGERECHTE MILCHVIEHHALTUNG

Optimales Stallklima und eine tiergerechte Fütterung sind wesentliche Voraussetzungen für das Wohlbefinden von landwirtschaftlichen Nutztieren, die in einer vom Menschen gestalteten Umwelt zurecht kommen müssen.
Ohne diese beiden Grundvoraussetzungen verliert jedes Bemühen, den Tieren eine tiergerechte Haltung zukommen zu lassen, an Wirkung.

2.1 Optimales Stallklima

Nach HEUSSER (1972) ist das Stallklima dann optimal, wenn die Klimaelemente Umgebungstemperatur (Luft- und Oberflächentemperatur), Luftfeuchtigkeit und Luftbewegung innerhalb eines Bereiches liegen, in welchem das Tier seine Körperfunktionen mit einem minimalen Aufwand an regelnden Eingriffen aufrechterhalten kann. In dieser Zone klimatischer Indifferenz kann das Tier ein Maximum an Energie in Nutzleistung umsetzen. Ferner müssen die Konzentrationen schädlicher Gase sowie von Staub und Mikroorganismen in der Stalluft möglichst niedrig gehalten werden.
Ein optimales Stallklima erfordert auch eine ausreichende Belichtung und Beleuchtung sowie die Berücksichtigung der biologischen Wirksamkeit von Baustoffen und Böden (Holzschutzmittel, Faradayscher Käfig, Aufladungen etc.) (RIST,1976).
Das Stallklima im Milchviehstall wird damit im wesentlichen durch das Zusammenwirken von

- Temperatur
- Luftfeuchtigkeit
- Gasgehalt der Luft
- Luftbewegung und
- Licht

beeinflußt.

In DIN 18910 sind die Klimaansprüche, die Rinder und andere landwirtschaftliche Nutztiere an ihre Haltungsumgebung stellen, zusammengefaßt. Sie ist maßgeblich für die Klimagestaltung in Nutztierställen der BRD.
Die folgenden Ausführungen zu diesem Kapitel sind u.a. dieser Norm entnommen.

2.1.1 Temperatur, Luftfeuchtigkeit und Gasgehalt der Luft

Temperatur, Luftfeuchtigkeit und Gasgehalt der Luft sind Faktoren, die in sehr enger Beziehung mit dem Wohlbefinden und der Leistungsfähigkeit unserer landwirtschaftlichen Nutztiere stehen.
Die leistungsmäßig hochbeanspruchte Milchkuh muß in ausreichendem Maße Wärme, verbrauchte Atemluft sowie Wasserdampf an ihre Umgebung abgeben und ausreichend Sauerstoff aufnehmen können. Schadgase müssen aus dem Stall abgeführt werden.
In der DIN 18910 ist die Bundesrepublik sowohl in vier verschiedene Wintertemperaturzonen, die sich in ihren Temperaturminima und in der Anzahl der Eistage voneinander unterscheiden, als auch in zwei Sommertemperaturzonen ($\geq 26°C$ und $< 26°C$) unterteilt.

2.1.1.1 Winterstallklima

Tabelle 1 ist der Wintertemperaturzonenkarte entnommen und beziffert die regional verschiedenen Wintertemperaturzonen.

Tabelle. 1: Wintertemperaturzonen nach DIN 18910 (KOLLER et al., 1979)

Rechenwert °C	-10	-12	-14	-16
Winter-temperatur-zonen	- 9 -10	-11 -12	-13 -14	-16 -16
Anzahl winterlicher Eistage	6 - 15	15 - 24	24 - 33	33 - 42

Diese am Standort herrschenden Außentemperaturen im Winter sind bei der Planung und Konstruktion von Warmställen für Milchvieh und bei der Bestimmung der winterlichen Luftrate zu berücksichtigen; die Auswahl des Baumaterials und der Lüftungseinrichtung sind danach vorzunehmen.
Im einzelnen gelten nach DIN 18910 folgende Werte (Tab. 2):

Tabelle 2: Optimalbereiche und Rechenwerte im Winter für Temperatur und Luftfeuchte in Rinderställen (KOLLER et al., 1979)

Stall für	Optimalbereich für Tiere		Rechenwerte im Winter	
	Luft-temperatur °C	rel. Luft-feuchte %	Luft-temperatur °C	rel. Luft-feuchte %
Milchkühe, Zuchtkälber Jungvieh-aufzucht u. Abkalbung	0 - 20	60 - 80	10	80
Mastbullen	20 - 12*	60 - 80	16	80
Mastkälber	20 - 16*	60 - 80	18	70

* Lufttemperatur mit zunehmendem Alter der Tiere allmählich abnehmend

Nach BAMMERT und ZEEB (1984) fressen Rinder in Stunden mit einem Lufttemperaturbereich von 8 - 12°C am längsten. Höhere Stalltemperaturen, die durch geringere Frischluftzufuhr bedingt sind, führen demnach zu einer geringeren Grundfutteraufnahme.
Bei der Berechnung der Winterluftraten in Tabelle 3 wurde von diesen Werten ausgegangen. Um unnötige Heizkosten zu vermeiden, muß im Winter bei tiefen Außentemperaturen mit der von den Kühen produzierten Wärme aus energetischen Gründen sparsam umgegangen werden.
Im Vordergrund steht die Minimierung der Wärmeverluste. Wirtschaftliche Gründe (Heizkosten) zwingen also zu möglichst niedrigen Außenluftraten. Die unterste Grenze der Außenluftraten ist dann erreicht, wenn die Sauerstoffversorgung und Schadgasentsorgung noch gewährleistet sind. In der Praxis orientiert man sich deshalb an dem Wasserdampfmaßstab nach DIN 18910, der auch gleichzeitig die Schadgasentsorgung sichert (EICHHORN und KONRAD, 1985).

Tabelle 3: Winterluftraten in den verschiedenen Wintertemperaturzonen nach dem Wasserdampf- und CO_2-Maßstab für Kühe und Nachzucht (KOLLER et al., 1979)

Tier-gewicht	t_a	t_i/rel. Luftf.	Winterluftraten n.d. Wasserdampfmaßstab		Winterluftraten n.d. CO_2-Maßstab	
			V_{Xab}	V_{Xzu}	V_{Kab}	V_{Kzu}
kg	°C	°C/%	m^3/h und Tier		m^3/h und Tier	
100			19,5	17,9	12,8	11,8
200			31,6	29,1	21,9	20,1
300			42,3	38,9	29,7	27,3
400	-12	10/80	51,5	47,4	36,3	33,4
500			59,2	54,5	41,6	38,2
600			65,4	60,2	45,6	42,0
100			18,6	17,1	12,8	11,8
200			30,1	27,7	21,9	20,1
300			40,3	37,1	29,7	27,3
400	-14	10/80	49,0	45,1	36,3	33,4
500			56,4	51,9	41,6	38,2
600			62,4	57,4	45,6	42,0
100			17,8	16,2	12,8	11,7
200			28,9	26,3	21,9	19,9
300			38,7	35,2	29,7	27,0
400	-16	10/80	47,1	42,8	36,3	33,0
500			54,1	49,3	41,6	37,8
600			59,8	54,5	45,6	41,5

2.1.1.2 Sommerstallklima

Maßgebend für das Sommerstallklima sind die Sommertemperaturzonen.
Besonders Hochleistungskühe sind sehr hitzempfindlich. Auf anhaltende Temperaturen über 26°C reagieren sie mit verringertem Appetit, Leistungsabfall und gelegentlich mit Stoffwechsel- und Kreislaufstörungen.
Die Wärmeregulation im Stall kann bei solchen Außentemperaturen nur über die Regulierung der Luftraten vorgenommen werden. Der Optimalbereich der Luftfeuchtigkeit liegt in dieser Jahreszeit zwischen 60 und 80%. Niedrigere Werte können in Verbindung mit Staub und anderen Luftverunreinigungen Erkrankungen der Atemwege hervorrufen; bei höherer Luftfeuchte wird die Wärmeabgabe der Tiere durch Verdunsten von Wasser (Evaporation) erschwert.
In Tabelle 4 sind die verschiedenen Sommerluftraten in den beiden Temperaturzonen in Abhängigkeit vom Tiergewicht aufgeführt:

Tabelle 4: Mindest-Sommerluftraten für Kühe und Nachzucht in den beiden Sommertemperaturzonen (KOLLER et al., 1979)

	Tiergewicht (kg)	min. Sommerluftraten Zone $\geq 26°C$ m^3/h u. Tier	$<26°C$
Kühe Nachzucht	100	94	70
	200	163	122
	300	233	167
	400	275	206
	500	319	239
	600	354	266

Es fällt auf, daß die Außenluftraten im Sommer beträchtlich höher sind als im Winter.
Zur Bewältigung der stofflichen Aufgaben würden auch im Sommer die Winterluftraten ausreichen. Sie reichen jedoch nicht mehr aus, um im Sommer die zusätzliche Wärme zu transportieren.
Zum wichtigsten Faktor bei der Stallklimagestaltung im Sommer wird somit der Wärmetransport aus dem Stall und zwar in einem Maße, daß die Temperatur im Stall nicht wesentlich höher steigt als die Außentemperatur.

2.1.1.3 Gasgehalt der Luft

Folgende Gase sind im wesentlichen an der Schadstoffbefrachtung der Stalluft beteiligt:

- Kohlendioxyd (CO_2)
- Ammoniak (NH_3) und
- Schwefelwasserstoff (H_2S)

Diese Gase stellen in höheren Konzentrationen eine gesundheitliche Gefährdung für Mensch und Tier dar und müssen mit Hilfe der Lüftungseinrichtung aus dem Stall hinaustransportiert werden.
Die Maximalwerte für diese Schadgase sind in Tabelle 5 zusammengestellt.

Tabelle 5:   Zulässige Schadgaskonzentration in Rinderställen (SCHWEIZER BUNDESAMT FÜR VETERINÄRWESEN, 1986)

	Außenluft	Maximalwert für die Tiere nach DIN 18910	MAK-Wert
Kohlendioxyd CO_2	0.3 l/m^3 0.03 Vol-% 300 ppm	3.5 l/m^3 0.35 Vol% 3500 ppm	5.0 l/m^3 0.5 Vol% 5000 ppm
Ammoniak NH_3		0.01 l/m^3 0.001 Vol% 10 ppm	0.05 l/m^3 0.005 Vol% 50 ppm
Schwefelwasserstoff H_2S		0.005 l/m^3 0.0005 Vol% 5 ppm	0.01 l/m^3 0.001 Vol% 10 ppm

MAK = Maximale Arbeitsplatz-Konzentration, wie sie in Industriebetrieben während einer achtstündigen Arbeitszeit nicht überschritten werden darf.

Nach ZEEB (1989) bestehen jedoch schon Fehler im Bereich der Durchlüftung und/oder Entmistung, wenn eine CO_2-Konzentration von 0,15 Vol % überschritten wird.
Erhöhte Schadgaskonzentrationen treten vor allem beim Aufrühren von Flüssigmistbehältern auf. Lüftung und Entmistung sind daher so zu konzipieren, daß das Auftreten von kritischen Schadgaskonzentrationen vermieden wird.
So müssen Güllekanäle zur Grube hin genügend siphonisiert sein und die Gülle darf nicht im Stall gerührt bzw. homogenisiert werden (SCHWEIZER BUNDESAMT FÜR VETERINÄRWESEN, 1986). Auch die DIN 18910 und die Bauordnungen verschiedener Bundesländer schreiben daher zwischen Flüssigmistbehältern und Stall zwingend einen Geruchsverschluß vor.

2.1.2 Luftbewegung im Tierbereich

Durch Luftbewegungen im Stall treten Abkühlungen am Tierkörper auf und zwar um so größere, je größer die Luftgeschwindigkeiten sind und je tiefer die Lufttemperaturen liegen. Bei hohen Temperaturen kann dieser Effekt zur Verhinderung eines Wärmestaues willkommen sein; im Winter jedoch kann er zu Erkältungskrankheiten führen.
RIST (1976) empfiehlt als Rechenwerte für zulässige Luftbewegungen im Tierbereich bei Stallanlagen ohne Frischluftanwärmung für den Winter einen Wert von unter 10 cm/s. Bei Anlagen mit vorgewärmter Frischluft soll die Luftgeschwindigkeit im Bereich der Tiere unter 20 cm/s liegen.

Die Luftgeschwindigkeiten bei der Winterlüftung sollen im Tierbereich so niedrig wie möglich gehalten werden, vor allem dann, wenn die Tiere angebunden sind und örtlicher Zugluft nicht ausweichen können.
Im Sommer können im Bereich der Tiere Luftgeschwindigkeiten bis zu 50 cm/s erwünscht sein, um die Wärmeabgabe vom Tierkörper zu erleichtern.
Diese Werte decken sich mit den Richtlinien des SCHWEIZER BUNDESAMTES FÜR VETERINÄRWESEN (1986).

2.1.3 Licht

Auch durch das Tageslicht werden die physiologischen Vorgänge beeinflußt. Zum Beispiel kann durch ungenügende Belichtung die Fruchtbarkeit der Kühe beeinträchtigt werden (RIST, 1976).
Die Stallklimanorm nach DIN 18910 nennt als Anhaltspunkte für die Dimensionierung der Fensterflächen ein Verhältnis von 1/10 in Zuchtställen und 1/20 in Mastställen zur Stallgrundfläche. Im einzelnen gibt sie folgende Werte an (Tab. 6):

Tabelle 6: Beleuchtungsbedarf in Rinderställen nach DIN 18910 (KOLLER et al., 1979)

Raumart	Hauptbeleuchtungszone (HBZ)	Beleuchtungsstärke der HBZ (lx)	Abstand der Leuchtenmitten in m in der HBZ bei Verwendung von					
			Glühlampen			Leuchtstofflampen		
			Wattzahl					
			40	60	100	20	40	65
Rindviehställe Tränkkälberst.	Futtergang	60	-	-	2	2	5	-
MilchviehAnbindestall	Melkgang	120	-	-	-	-	2.5	4
	Futtergang	30	-	2	4	4	10	-
	Mistgang	60	-	-	2	2	5	
MilchviehLaufstall	Futtergang	30	-	2	4	4	10	
Abkalbe- und Krankenstall	Melkgang	120	-	-	-	-	2.5	4
	Futtergang	30	-	2	4	4	10	

2.2 Fütterung von Milchvieh

Das Tierschutzgesetz der BRD stellt an den Tierhalter die Forderung, seinen Tieren eine artgemäße Nahrung zukommen zu lassen.
Nach STORHAS (1986) bedeutet dies, daß:

- die Tiere mit allen wichtigen Nähr- und Wirkstoffen versorgt werden
- die physiologischen Besonderheiten einer Tierart zu berücksichtigen sind,
- das arteigene Freßverhalten, wie es sich in der Wildbahn, bzw. bei freier Futterwahl zeigt, berücksichtigt werden muß

Die Fütterung beeinflußt ganz entscheidend die Gesundheit, Fruchtbarkeit und Lebensdauer der Kühe und darüber hinaus deren Milchleistung und Milchinhaltsstoffe. Leistungs- und wiederkäuergerechte Fütterung sind somit ein entscheidender Faktor für eine artgemäße Milchviehhaltung.

2.2.1 Fütterung laktierender Kühe

Laktierende Milchkühe haben einen sehr intensiven Stoffwechsel. Im Laufe eines Jahres scheidet eine Kuh mit einer Jahresleistung von 5000 kg durch die Milch das zweieinhalbfache ihrer Körpertrockensubstanz aus; um einen Liter Milch zu produzieren, durchströmen 400 l Blut das Euter der Kuh. Bei einem Tier, das 25 kg Milch täglich produziert, strömen täglich ca. 10 000 l Blut durch das Euter.
Wegen dieser enormen physiologischen Leistung und Belastung stellen Milchkühe besonders hohe Fütterungsansprüche (KIRCHGESSNER, 1982). Besonders bei der Fütterung von Hochleistungskühen, also von Kühen mit einer jährlichen Milchleistung von 6000 kg und mehr, können folgenschwere Probleme entstehen.
In der Laktationsspitze ist der Futterbedarf aufgrund der hohen Milchleistung sehr oft höher als das Futteraufnahmevermögen der Kuh, das bei den bei uns gebräuchlichen Rassen in der Regel bis maximal 18 - 20 kg Trockensubstanz/Tag beträgt.
Um dann einem Abbau körpereigenen Fettes vorzubeugen, der zu Stoffwechselstörungen und Leistungsabfall führen kann, muß die Nährstoffkonzentration im Futter durch eine Steigerung des Kraftfutteranteils in der Ration erhöht werden.
Aufgrund der physiologischen Besonderheiten des Verdauungssystems von Wiederkäuern benötigt eine Kuh jedoch gleichzeitig einen bestimmten Anteil an strukturgebundenen Bestandteilen im Futter und zwar sowohl zur Aufrechterhaltung der Motorik des Verdauungstraktes als auch für einen normalen Ablauf des Fermentationsgeschehens. Abbildung 1 verdeutlicht diese Zusammenhänge.

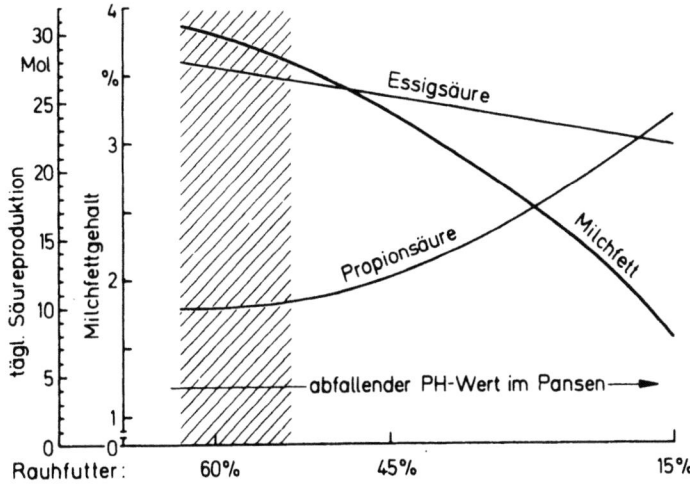

Abbildung 1: Zusammenhänge zwischen der Produktion an flüchtigen Fettsäuren im Pansen und dem Milchfettgehalt in Abhängigkeit vom Rauhfutteranteil der Ration (KAUFMANN und ROHR, 1969)

Aus dieser Abbildung geht auch hervor, daß sich die Fermentationsverhältnisse mit abnehmendem Rauhfutteranteil in der Ration ändern, jedoch in einem für die Milchproduktion ungünstigen Sinne, nämlich in Richtung eines absinkenden pH-Wertes, einer Abnahme des Acetates und einem Anstieg der Propionatbildung. Dies führt zu einer Beeinträchtigung des Milchfettgehaltes. Der niedrige pH-Wert kann im Extremfall sogar zu Pansenacidosen sowie zum Einstellen der Wiederkautätigkeit und schweren Allgemeinstörungen führen.
Der hier skizzierte Sachverhalt stellt das Kernproblem für die wiederkäuergerechte Gestaltung einer Futterration für Milchkühe dar.
Im Rahmen dieser Arbeit kann leider nicht auf die vielen Details, die bei dieser Problematik eine Rolle spielen, eingegangen werden; es können nur grundsätzliche Kriterien angesprochen werden.
Nach OSLAGE und DÄNIKE (1980) müssen die Maßnahmen zur Lösung dieses Problems im Grundsatz darin liegen, daß ein Mindestanteil von strukturgebundenem Rauhfutter von 40 bis 45% nicht unterschritten werden darf, bzw. bei wenig strukturiertem Blattfutter (Blattsilagen, Rüben) durch Halmfutterzulagen ein Rohfasergehalt in der Trockensubstanz von mindestens 18% sicherzustellen ist. Das Rauhfutter sollte insbesondere für Hochleistungskühe von hoher Qualität und somit von hoher Verdaulichkeit sein, um dem Tier hierüber soviel Energie wie möglich zuzuführen. Eine begleitende Maßnahme kann auch eine höhere Fütterungsfrequenz für Kraftfutter als stabilisierender und verbessernder Einfluß auf die Pansenfermentation und ihre physiologischen Auswirkungen sein.

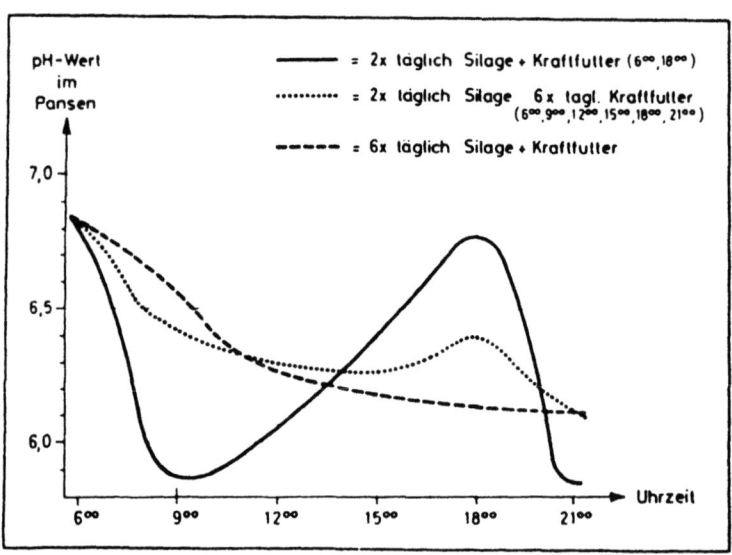

Abbildung 2: Einfluß der täglichen Kraftfuttergaben auf den pH-Verlauf im Pansen (ROHR, 1972)

Aus Abbildung 2 geht deutlich sichtbar hervor, daß die pH-Wert-Kurve bei mehrmals täglicher Kraftfuttergabe zunehmend flacher verläuft.
Zur Erhöhung der Fütterungsfrequenz bietet sich die Möglichkeit an technische Einrichtungen, wie z.B. Kraftfutterdosierautomaten (Abrufautomaten), die jeder Kuh eine bestimmte Menge an Kraftfutter über den Tag verteilt zur Verfügung stellen, zu nutzen.

3 DER ANBINDESTALL

Bei der Anbindehaltung können drei verschiedene Haltungssysteme voneinander unterschieden werden:
Der Langstand, der Mittellangstand und der Kurzstand.
Der Langstand wird heute nicht mehr eingebaut; der Mittellangstand ist heute zwar noch weit verbreitet, bei Neubauten wird er jedoch kaum noch verwendet.
Aus arbeitstechnischen Gründen vollzog sich in den letzten 30 Jahren ein Wandel hin zum Kurzstand.
Ausschlaggebend für die Entwicklung des Kurzstandes war die Suche nach einem System, das einstreuarm betrieben werden konnte und bei dem die Entmistung durch die Bereitung von Flüssigmist vereinfacht war. Dazu mußte das Verhalten der Tiere so gesteuert werden, daß Kot und Harn über den Kotgraben bzw. Schwemmkanal abgesetzt wurden (Jakob und OSWALD,1986).Mit Hilfe des Kurzstandes konnte der Arbeitszeitbedarf und der Einstreubedarf je Kuh erheblich gesenkt werden.

Der moderne Kurzstand kann heute als die Standardlösung in Abindeställen angesehen werden. Bei seiner Entwicklung standen vorwiegend arbeitswirtschaftliche Überlegungen im Vordergrund, denen aber die Anforderungen der Tiere nicht mehr bedingungslos untergeordnet wurden (EICHHORN und KONRAD, 1985).
Nach EICHHORN und KONRAD (1985) zeichnet sich dieses Stallsystem bis zu einer Herdengröße von 50 Kühen als eine produktions- und tiergerechte Anlage aus. Jedoch müssen die Erfahrungen aus der Praxis sowie die ethologischen Erkenntnisse über die von den Tieren gestellten Anforderungen berücksichtigt und die davon abgeleiteten baulichen Verbesserungen und technischen Einrichtungen richtig genutzt werden.
Die Konzeption des Kurzstandes muß dem Tier so angepaßt sein, daß dessen arttypisches Verhalten möglichst wenig eingeschränkt ist.
Nach JAKOB und OSWALD (1986) ist es außerordentlich schwierig, den Anforderungen, die das Tier an seine Haltungsumgebung stellt, gerecht zu werden, weil im Anbindestall im Gegensatz zur Weide- oder Laufstallhaltung verschiedenartigste Funktionsbereiche zusammenfallen. Es sind dies der:

- Stehbereich
- Liegebereich
- Bewegungsraum (Aufstehen, Abliegen)
- Platz für Körperpflegeverhalten (Lecken, Kratzen)
- Platz für soziale Auseinandersetzungen
- Freß- und Tränkebereich
- Kot- und Harnplatz

Die Haltung von Milchvieh im Kurzstand-Anbindestall vereinigt auf einem Raum von ca. 1,80 m x 1,10 m sämtliche Verfahrenskreise wie Entmistung, Fütterung, Klima, Ausruhen, Fortbewegung, Fortpflanzen und Gruppieren (ZEEB, 1985).
Den Bedürfnissen der Tiere auf diesem engen Raum gerecht zu werden, ist größtenteils nicht möglich. Es ist deshalb eine wichtige Voraussetzung für eine tiergerechte Anbindehaltung, daß den Tieren die Möglichkeit gegeben wird, sich wenigstens zeitweilig außerhalb der Standplätze zu bewegen. Sofern keine Möglichkeit zum Weidegang besteht, sollte dafür ein Laufhof zur Verfügung gestellt werden. OSWALD (1987) nennt als Richtwert für die Bewegungsmöglichkeit im Freien mindestens 60 Tage pro Jahr während mehrerer Stunden am Tag. Trotzdem muß man sich die Frage stellen, ob die Haltung von Milchkühen im Anbindestall überhaupt als tiergerecht bezeichnet werden kann.

3.1 Das deutsche Tierschutzgesetz als Grundlage zur Beurteilung von Haltungssystemen

Mit Hilfe des deutschen Tierschutzgesetzes kann man der Beantwortung dieser Frage ein Stück näher kommen.
Im folgenden soll versucht werden, einen theoretischen Ansatz zu beschreiben, der es ermöglicht, die Anbindehaltung hinsichtlich ihrer Tiergerechtheit zu überprüfen.

3.1.1 Das deutsche Tierschutzgesetz

Seit 1987 gilt eine Neufassung des deutschen Tierschutzgesetzes von 1972. Es besagt:

Erster Abschnitt.
Grundsatz

§ 1

Zweck dieses Gesetzes ist es, aus der Verantwortung des Menschen für das Tier als Mitgeschöpf dessen Leben und Wohlbefinden zu schützen. Niemand darf einem Tier ohne vernünftigen Grund Schmerzen, Leiden oder Schäden zufügen.

Zweiter Abschnitt.
Tierhaltung

§ 2

Wer ein Tier hält, betreut oder zu betreuen hat,

1. muß das Tier seiner Art und seinen Bedürfnissen entsprechend angemessen ernähren, pflegen und verhaltensgerecht unterbringen.

2. darf die Möglichkeiten des Tieres zu artgemäßer Bewegung nicht so einschränken, daß ihm Schmerzen oder vermeidbare Leiden oder Schäden zugefügt werden (AID, 1987).

Das deutsche Tierschutzgesetz gibt dem Tierhalter eine Handlungsvorschrift an die Hand, wonach die Haltung von Tieren an deren Bedürfnissen orientiert sein muß. Diese Bedürfnisse ergeben sich aus der Artzugehörigkeit des Tieres.
Nach TSCHANZ (1984) sind diese Bedürfnisse dann erfüllt, wenn gestörte körperliche Funktionen, die auf Mängel oder Fehler in der Ernährung oder Pflege zurückzuführen sind, nach den Regeln der tierärztlichen Kunst oder aufgrund von Erkenntnissen anderer naturwissenschaftlicher Disziplinen nicht feststellbar sind.
Hinsichtlich der Haltung bzw. Unterbringung handle der Tierhalter dann im Sinne des Gesetzgebers, wenn die angeborenen, arteigenen und essentiellen Verhaltensmuster des Tieres durch die Unterbringung nicht so eingeschränkt und verändert werden, daß dadurch Schmerzen, Leiden oder Schäden am Tier selbst oder durch ein so gehaltenes Tier an einem anderen Tier entstehen.
Um nun zu entscheiden, ob diese Anforderungen erfüllt sind, müßte das zu beurteilende Tier mit einem anderen Tier der gleichen Art verglichen werden, von dem sicher ist, daß es seiner Art und seinen Bedürfnissen entsprechend ernährt, gepflegt und verhaltensgerecht untergebracht ist (TSCHANZ, 1984).
Man benötigt also eine Norm zur Beurteilung.

3.1.2 Das Normalverhalten als statistische Größe

In einer tiergerechten Umgebung bildet ein Tier Merkmalskombinationen aus, die charakteristisch sind für alle anderen Individuen derselben Art, Rasse oder spezifischen Gruppe. Solche Kombinationen mit Merkmalen aus Morphologie, Physiologie und Verhalten bestimmen den Typus der betrachteten Gruppe (KOHLI und KÄMMER, 1984).
Nach TSCHANZ (1984) besitzt jedes Typusmerkmal innerhalb einer Gruppe, Art oder Rasse eine Häufigkeitsverteilung. Es kann dann als normal angesehen werden, wenn es durch die 95%-Grenze des Vertrauensbereiches eingeschlossen wird. Innerhalb dieser Grenze liegt es im Normalbereich.
Anhand eines allgemeingültigen Beispiels stellt TSCHANZ (1984) diese Zusammenhänge dar (Abb. 3).
In diesem Schaubild ist dargestellt, wie sich 1006 Menschen nach dem Merkmal Körpergröße in Größengruppen aufgestellt haben.
Aus der Häufigkeit eines bestimmten Ausprägungsgrades des Merkmales in der Population (1006 Menschen) ergibt sich eine bestimmte Verteilung der Merkmalsträger.
Alle Merkmalsträger, welche innerhalb der 95%-Grenze liegen, gelten hinsichtlich dieses Merkmales als normal.
Auf die Tierhaltung übertragen heißt das: Wird durch Haltungseinflüsse der Ausprägungsgrad eines Merkmales so verändert, daß er außerhalb des Bereiches der Normalverteilung zu liegen kommt, besteht der Verdacht, daß ein Haltungssystem den gesetzlichen Anforderungen nicht entspricht (TSCHANZ, 1984).

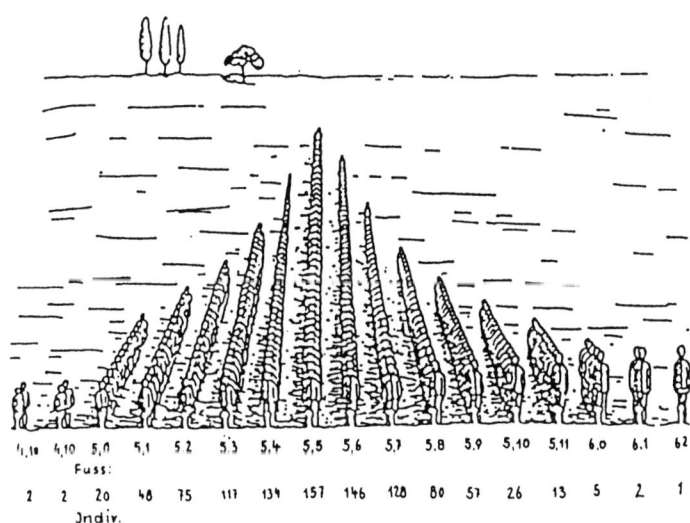

Abbildung 3: Aufstellung von Menschen nach Größenklassen
(FRANKENBERG, v., 1956)

Die Bestimmung der Norm muß also auf der Grundlage empirischer Daten in einer möglichst mannigfaltigen, für das Individuum natürlichen, Umgebung stattfinden, denn nur dort kann es sein Normalverhalten ausbilden und auch zeigen.

3.1.3 Das Abliegeverhalten als Indikator für die Tiergerechtheit eines Haltungssystems

KOHLI (1987) verglich das Abliegeverhalten von Kühen im Anbindestall auf Kurzstand mit dem auf der Weide bezüglich seiner Funktion für Selbstaufbau und Selbsterhalt und damit der Typusverwirklichung. Er geht davon aus, daß die Kuh auf der Weide ihren Typus verwirklichen kann, da die Weide eine Umgebung mit minimalen Einschränkungen ist und die Kuh den ihr als geeignet erscheinenden Ruheplatz frei wählen kann.
Der Verhaltenstypus hinsichtlich des Ausruheverhaltens von Kühen sowie der Ausprägungsgrad bestimmter Merkmale dieses Verhaltens, wurden anhand von Untersuchungen auf der Weide beschrieben.
Die Grundlage für die Beurteilung der Tiergerechtheit des untersuchten Anbindesystems waren die Auswirkungen von Typusabweichungen. Diese Abweichungen wurden quantitativ erfaßt und mit dem Normalbereich verglichen.
KOHLI (1987) ging davon aus, daß das untersuchte Abliegeverhalten sich aus dem Kontext der gesamten Verhaltensumgebung ergibt, deren einzelne Situationen Auswirkungen auf den Typus besitzen können und somit zumindest schadensträchtig sind.
Diese Abweichungen vom Typus sind primär auf abiotische Gründe wie Klima und technische Einrichtungen zurückzuführen.
Nach KOHLI (1987) gibt es typische Abweichungen vom Typus einer gesunden Kuh, die bei praktisch allen angebundenen Kühen anzutreffen sind; er nennt als solche:
Schwielen, abgeriebenes Haar, Hautabschürfungen bis Verletzungen oder Schwellungen an den Carpal- oder Tarsalgelenken, Verletzungen im Unterschenkelbereich und in der Oberschenkelmuskulatur, Klauenveränderungen, Zitzenverletzungen etc..
Diese Abweichungen vom Typus werden als Schäden bezeichnet, also als eine durch äußere Einwirkung entstandene erhebliche Verschlechterung des Zustandes, der durch den Vergleich mit dem Zustand, in dem sich das Tier vor der Einwirkung befand, oder durch einen solchen von vergleichbaren Artgenossen, welche der Einwirkung nicht ausgesetzt waren, objektiv feststellbar ist (TSCHANZ, 1984).
Diese Schäden können sowohl system- als auch managementbedingt sein. Sie können durch Stehen und Liegen auf der Kotkante, dem Kotrost oder -graben oder z.B. durch zu geringen Bewegungsraum bedingt sein, der zu roßartigem Aufstehen veranlaßt.
Nach bisherigen Untersuchungen (KOHLI und KÄMMER, 1984; KOHLI 1987) ist es möglich, aus der "Kompliziertheit" des Abliegevorgangs Auskunft darüber zu erhalten, für wie geeignet die Kuh ihren Ruheplatz empfindet. Die Platzqualität korreliert somit mit der Häufigkeit negativer Erfahrungen. Sie kann auch durch weniger schadensträchtige Haltungseinwirkungen wie Kontakte mit dem Kuhtrainer, Beeinträchtigung durch die Nachbarin und Aufschlagen des Kopfes oder anderer Körperteile während des Aufstehens beeinträchtigt werden (KOHLI, 1987).
Der Abliegevorgang einer Kuh im Kurzstand-Anbindestall ist wesentlich komplizierter als auf der Weide. KOHLI (1987) stellte fest, daß die Dauer der Teilvorbereitung von 54,5 %, die Anzahl der Intentionen und Versuche pro Abliegen von 27,7 % aller beobachteten Tiere (119) über dem festgelegten Grenzwert des 95%-Bereiches für die normale Merkmalsausprägung liegen.

Nach KÄMMER (1982) ist ein Haltungssystem dann nicht tiergerecht, wenn mehr als 10 % der darin gehaltenen Tiere, bezüglich eines oder mehrerer Merkmale, einen bestimmten Grenzwert überschreiten.

Infolgedessen kommt KOHLI (1987) zu dem Schluß, daß das Anbindesystem Kurzstand nicht tiergerecht ist.

In der Bundesrepublik stehen jedoch eine große Anzahl von Milchkühen in Anbindeställen. Es ist deshalb unumgänglich, sich mit der Verbesserung dieser noch bestehenden Stallsysteme zu beschäftigen, um den darin gehaltenen Tieren eine möglichst tiergerechte Haltungsumgebung zu verschaffen. Dies gilt umso mehr, als bei der derzeitigen agrarpolitischen Situation und der sich dauernd verschlechternden Einkommenssituation vieler Landwirte nicht damit zu rechnen ist, daß Milchviehhalter zugunsten tiergerechterer Haltungssysteme auf die Haltung ihrer Tiere in Anbindesystemen verzichten werden.

In den folgenden Kapiteln wird der Kurzstand so, wie er in der Literatur als tiergerecht bezeichnet wird, in seinen baulichen Details behandelt werden. Es sei darauf hingewiesen, daß durch die in dieser Arbeit aufgeführten haltungstechnischen Anforderungen lediglich die Nachteile dieses Haltungssystems für das darin gehaltene Tier etwas vermindert werden können, die Bedenken hinsichtlich seiner Tiergerechtheit aber trotzdem bestehen bleiben müssen.

3.2 Standplatz

Die fach- und tiergerechte Bemessung des Standes hat einen erheblichen Einfluß auf das Ruhe- und Liegeverhalten der Kühe. Das Ruhen und Liegen ist mit einer der wichtigsten physiologischen Aktivitäten gekoppelt: dem Wiederkauen. Beeinträchtigungen in diesem Funktionskreis können schwerwiegende Folgen für das Tier nach sich ziehen.

Der Flächenbedarf der Kuh im Anbindestall ist abhängig von der Tiergröße und den verschiedenen Liegepositionen der Kuh.

KÄMMER und SCHNITZER (1975) gruppieren die verschiedenen Liegeformen im Hinblick auf die rechteckige Liegefläche im Stall nach kurzen, langen, schmalen und breiten Liegepositionen und erhalten auf diese Weise vier verschiedene Gruppen (Abb. 4).

Vordergliedmaßen untergeschlagen

Kopf zurückgelegt (kurz)   oder   vorgestellt (lang)

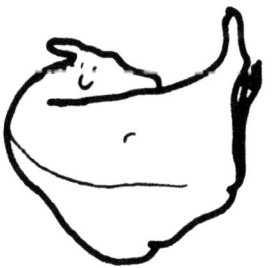
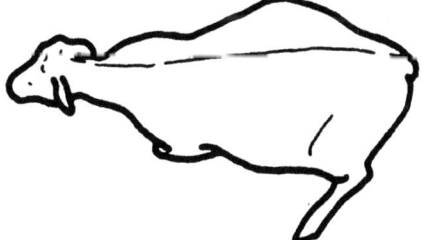

Vordergliedmaße nach vorne gelegt

innere Hintergliedmaße angelegt (schmal) **innere Hintergliedmaße abgestreckt (breit)**

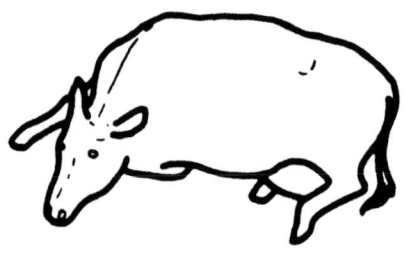 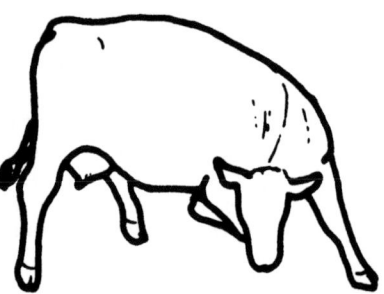

Abbildung 4:   Liegeformen (KÄMMER, 1982)

KÄMMER (1982) sieht ein normales Liegeverhalten dann als gegeben an, wenn alle Liegeformen auftreten und der Anteil der langen Formen mindestens ein zehntel, der Anteil der breiten Formen mindestens die Hälfte ausmacht.
Die Liegeform, die maximale Ansprüche an die Liegeflächen hat, stellt die Seitenlage mit nach vorn aufgelegtem Kopf und abgestreckten Gliedmaßen dar (SCHNITZER, 1971).
Aus Gründen der Arbeitswirtschaft und zur Minimierung der Stallgrundfläche pro Tier wird in der Praxis jedoch stets nach Minimalmaßen gestrebt. Insofern kommt man im Kurzstand nicht an Kompromissen zu Lasten der Tiergerechtheit vorbei.
Die dem Tier zur Verfügung stehende Standgrundfläche ergibt sich aus der Standlänge und der Standbreite. Beide müssen so bemessen sein, daß das Tier sein arteigenes Verhalten zeigen kann, ohne Schaden zu nehmen.

3.2.1 Standlänge

Bei der Standlänge kommt es darauf an, daß das Tier bequem, d.h. mit physiologisch richtiger Beinstellung (z.B. ohne die Hintergliedmaßen unterzustellen) auf dem Lager stehen, aber auch bequem liegen kann (Euter und Becken voll aufliegend). Neben dem Stehen und Liegen sollte auch das Aufstehen und Ablegen ohne Schwierigkeiten, Aufregungen oder gar Verletzungen möglich sein (RIST, 1971).
EICHHORN und KONRAD (1985) geben als Richtwert für die Standlänge bei Verwendung eines Kuhtrainers eine Standlänge von 160 cm bis 180 cm an, wobei bei Planungen die rassespezifischen Tiergrößen der Herde ermittelt werden müssen. Im Zweifelsfall sollte vom größeren Maß ausgegangen werden, da damit zu rechnen ist, daß die Tiergrößen noch zunehmen werden.
WANDER und FRICKE (1967) nennen als Grundlage für die Berechnung der Lagerlänge folgende Richtwerte:

20 cm Sicherheitsabstand von der Krippe + 90 % bis 95 % der jeweiligen horizontalen Rumpflänge (R_h) des Tieres für den Kurzstand mit Kotstufe.

$L = 20 \text{ cm} + 0{,}95 \times R_h$ (Kurzstand mit Kotstufe)

Da die Tiergrößen variieren, muß man bei der Planung von Anbindeställen wissen, welche Rumpflängen man zu erwarten hat. METZNER (1976) kommt bei Messungen an 46 Fleckviehkühen auf eine Rumpflängendifferenz von 32,7 cm. Es kommen Rumpflängen zwischen 141 - 174 cm vor.
Berechnet man nun die Standlänge nach der Wander'schen Formel ergibt sich ein erforderlicher Standlängenunterschied von:

$L = L_{max} - L_{min}$
$L_{max} = 20 \text{ cm} + 0{,}95 \times 174 \text{ cm} = 185 \text{ cm}$
$L_{min} = 20 \text{ cm} + 0{,}95 \times 141 \text{ cm} = 154 \text{ cm}$
$L = L_{max} - L_{min} = 31 \text{ cm}$

Bei der Bemessung der Baulänge kann man auch von der leichter zu messenden schrägen Rumpflänge (L_{Rs}) ausgehen, die vom Schultergelenk bis zum Sitzbeinhöcker reicht (Abb.5).
Nach ROHRER (1967) beträgt die horizontale Rumpflänge das 0,97- fache der schrägen Rumpflänge.
Die erforderliche Baulänge richtet sich dann nach der Formel:

$L = 0{,}922 \times L_{Rs} + 0{,}20 \text{ m}$

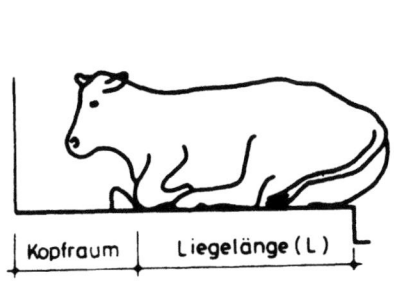
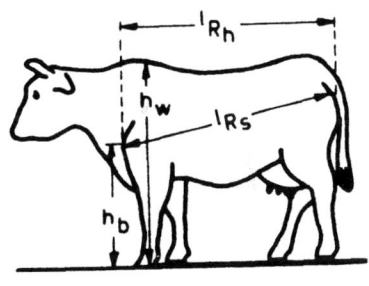

l_{Rs} = schräge Rumpflänge
l_{Rh} = horizontale Rumpflänge
h_w = Widerristhöhe
h_b = Bughöhe

Abbildung 5: Definition der Liegelänge (BOXBERGER, 1982) und wichtige Körpermaße bei der Kuh (METZNER, 1976)

Eine andere Möglichkeit, die benötigte Baulänge des Kurzstandes zu erhalten, besteht darin, daß man die erforderliche Länge am liegenden Tier mißt (OSWALD, 1987; JAKOB und OSWALD, 1986).

Das Euter und die Sprunggelenke sollen dabei nicht auf der Lagerkante oder dem anschließenden Rost zu liegen kommen (TROXLER und OSWALD, 1986).
Die Standlänge ist jedoch auch von der Art der Anbindung abhängig. So ist z.B. bei Anbindevorrichtungen mit Steuerung an der Schulter (Schulterstützen) zu berücksichtigen, daß die Tiere durch die Stützen beim Aufstehen und Abliegen behindert werden. Da die Kühe sich dann weiter nach hinten ablegen, muß der Stand entsprechend länger gebaut werden. JAKOB und OSWALD (1986a) erachten für solche Anbindungen eine Standlänge um 2 m als geeignet.
Aufgrund der erforderlichen Standlängenunterschiede wird deutlich, daß keine generellen Empfehlungen zur Standlänge für Kurzstände gegeben werden können.
Die relativ große Variation der Rumpflängen von Milchkühen innerhalb einer Rasse und zwischen den Rassen muß sich folglich in der baulichen Ausführung der Standplätze niederschlagen.
Nun könnte man einfacherweise die Baulängen der Kurzstände in der Reihe konisch linear verkürzen und zwar linear vom längsten Stand (L_{max}) zum kürzesten Stand (L_{min}). Nach RIST (1971) ist dagegen jedoch einzuwenden, daß eine lineare Verkürzung der Standlängen nicht mit der (nicht linearen) Häufigkeitsverteilung der Rumpflängen übereinstimmt. Er nennt drei Möglichkeiten, durch eine Gerade, d.h. durch ein linear-konisch verkürztes Lager im Stall, sich der Häufigkeitsverteilung der horizontalen Rumpflängen anzupassen.
Die erste Möglichkeit wurde oben schon angesprochen:
Es handelt sich um die geradlinige Verkürzung zwischen der längsten und der kürzesten Standlänge, die in der Regel, in Abhängigkeit von der Häufigkeitsverteilung der Rumpflängen der Tiere, hauptsächlich um einige Zentimeter zu kurze und zu lange Stände ergäbe.
Als zweite Möglichkeit kommt die geradlinige Anpassung der Standlängen in dem Bereich in Betracht, in dem die Häufigkeitsverteilung der Rumpflängen nahezu geradlinig verläuft (ca. 4/6 des Gesamtbereiches). Im Bereich der besonders langen Tiere (1/6 des Gesamtbereiches) ergeben sich auf diese Weise zu kurze Stände, für die besonders kurzen Tiere (ebenfalls 1/6 des Gesamtbereiches) zu lange Stände.
Um die physiologischen Nachteile zu kurzer Stände und die arbeitswirtschaftlichen Nachteile zu langer Stände auszugleichen, schlägt RIST (1971) eine dritte Möglichkeit vor. Er empfiehlt, die geradlinige Anpassung der fest betonierten Standfläche zwischen dem kürzesten Stand und dem um 5 cm verkürzten längsten Stand. Es treten dann nur noch passende und zu kurze Stände auf. Letztere können durch Verlängerungsleisten bzw. elementweise Kragarmkonstruktionen den tatsächlichen individuellen Tierlängen angepasst werden.

3.2.2 Standbreite

EICHHORN und KONRAD (1985) geben als Richtwert für die Breite eines Kurzstandes Maße zwischen 110 und 115 cm an. Einsparungen würden zwar unter Umständen bei gleicher Stallänge einen Kuhplatz mehr ermöglichen, gleichzeitig würde sich dabei aber der Bewegungsbereich aller Kühe verringern.
Gemäß der SCHWEIZER TIERSCHUTZVERORDNUNG (1986) liegt das Mindestmaß für die Standbreite bei 110 cm; JAKOB und OSWALD (1986) empfehlen Maße zwischen 110 und 120 cm, wobei darauf zu achten ist, daß endständige Plätze breiter gewählt werden.
Auch bei der notwendigen Standbreite können die Maße nicht auf alle Kühe gleichmäßig zutreffen. In der Rumpfbreite existiert sowohl zwischen den Kühen als auch zwischen den Rassen eine Variationsbreite.

MÖLBERT (1975) errechnet deshalb in Anlehnung an WANDER und FRICKE (1967) die erforderliche Standbreite aus dem Produkt der Rumpfbreite und dem Faktor 1,8 bis 2,0.

Standbreite (B) = Rumpfbreite x 1,8 bis 2,0

Für schwarzbuntes Niederungsvieh ergibt sich dann eine Liegeplatzbreite von 116 cm. Dem entspricht etwa ein Wert von 0,85 x Widerristhöhe (GROTH, 1985).
Um zu gewährleisten, daß die Tiere rechtwinklig zum Futtertisch stehen und ablegen, sollte mindestens zwischen jedem zweiten Stand ein Standbegrenzungsbügel angebracht sein. Flexible, etwa 13 cm breite, zwischen jeder Kuh angebrachte Trenngurte, sind weniger verletzungsträchtig als massive Bügel. Sie können die Kühe neben dem besseren Komfort den sie bieten, auch noch besser steuern.

Zusammenfassend läßt sich festhalten, daß die Standbreite, ebenso wie die Standlänge, den individuellen Bedürfnissen der Tiere anzupassen ist. Um einer tiergerechten Haltungsform möglichst nahe zu kommen, ist den Tieren größtmögliche Bewegungsfreiheit zuzugestehen. Nicht ausreichend bemessene Kurzstände führen zu Schäden und Verhaltensstörungen bei den Tieren. So konnten BOCKISCH und KUTSCHER (1986) eine positive Korrelation zwischen der Abgangsursache Infektionskrankheiten und der Häufigkeit der Abweichung der Standlänge vom Optimalmaß bei 29 von ihnen untersuchten Betrieben nachweisen. Nach ihren Untersuchungsergebnissen korreliert auch die Zunahme der Milchleistung mit zunehmenden Standbreiten. Ähnliche Befunde sind auch schon von IPSEN und STIGSEN (1966) erstellt worden.
Das Haltungssystem Kurzstand verlangt jedoch gleichzeitig nach einer konsequenten Handhabung.
Eine zu große Bewegungsfreiheit für die Tiere bedeutet auch mehr Beeinträchtigungen und Verletzungsgefahren der Kühe untereinander sowie eine größere Verschmutzung der Stand- und Liegefläche. Hieraus können ebenfalls schadensträchtige Situationen entstehen.

3.3 Freßplatzgestaltung

Die Futterkrippe im Kurzstand muß vielfältige Ansprüche erfüllen. Da im Kurzstand mehrere Funktionsbereiche zusammenfallen, dient sie nicht bloß als Ort der Futtervorlage und -aufnahme, sondern wirkt sich ständig auf die stehende und ruhende Kuh aus. Es ergeben sich deshalb folgende Anforderungen an eine Kurzstandkrippe:

- Anpassung an den Freßbereich
- ausreichender Freiraum für Abliege- und Aufstehvorgänge
- richtige Dimensionierung und ausreichendes Fassungsvermögen
- Verhinderung von Futterverlusten
- Berücksichtigung der Fütterungstechnik
- Haltbarkeit und Preiswürdigkeit (METZNER, 1976)

Durch die beim Kurzstand knapp bemessene Stand- und Liegefläche kommt dem Freßbereich hinsichtlich der tiergerechten Haltung eine zentrale Bedeutung zu, weil seine richtige Ausführung in erheblicher Weise Auswirkungen auf andere Funktionsbereiche wie Aufsteh-, Abliege- und Ruheverhalten hat.
Besonders beim Aufstehen und Abliegen kann eine falsch dimensionierte Futterkrippe Schäden für die Kuh nach sich ziehen.

Um die Probleme, die sich aus einer ungünstigen Futterkrippe ergeben, nachvollziehen zu können, ist es notwendig, den Aufsteh- und Abliegevorgang der Kuh etwas genauer zu betrachten.

3.3.1 Der Aufsteh- und Abliegevorgang beim Rind

Der normal verlaufende Abliegevorgang eines Rindes sieht folgendermaßen aus (Abb. 6):

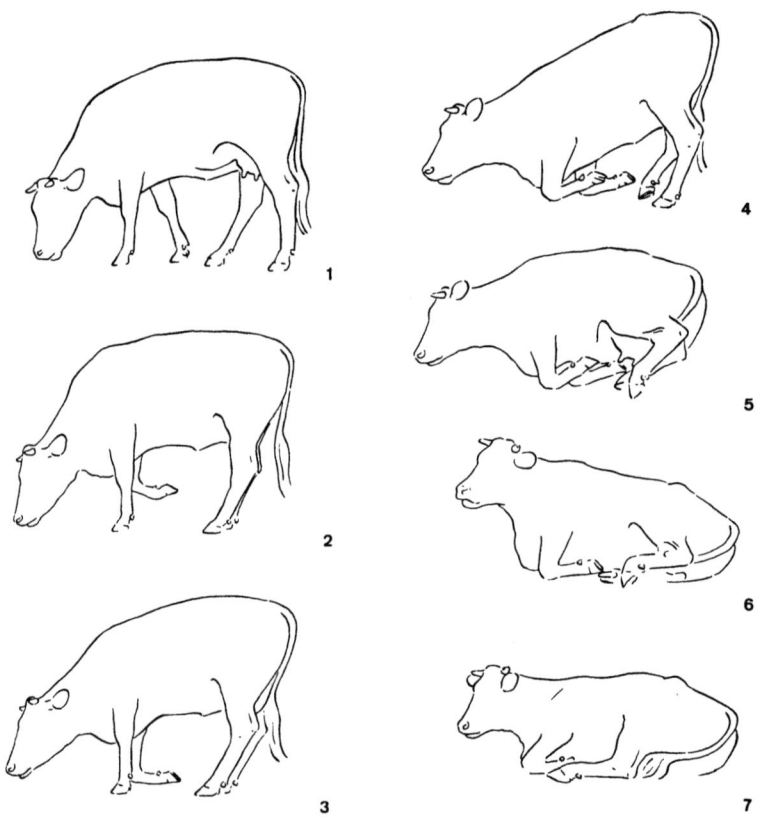

Abbildung 6: Abliegevorgang beim Rind (SCHNITZER, 1971)

Nach SCHNITZER (1971) erfolgt das Hinlegen des Rindes in drei Phasen.
In der ersten Phase tritt das Rind ein wenig mit den Hinterextremitäten heran, spreizt diese etwas und läßt sich dann auf die Carpalgelenke nieder.
In der zweiten Phase treten die Hintergliedmaße in dem Augenblick weiter hervor und etwas zur Seite, in dem das Tier sich auf die Carpi stützt. Der Rumpf wird dabei nach vorne

geschoben, eine der Hinterextremitäten wird vor die andere gesetzt und entlastet. Die Kuh legt sich dann auf die entlastete Seite der Nachhand ab.
In der dritten Phase folgen jetzt noch zwei bis vier Schritte auf den Carpalgelenken nach vorwärts, bis die Brust aufliegt.
Kühe brauchen zum Abliegen viel Platz nach der Seite hin. Ab einem gewissen Punkt können sie ihr Verhalten nicht mehr steuern, weshalb es in zu schmalen Ständen zu heftigen Berührungen mit der Standbegrenzung kommt. Verletzungen wie Hautrisse, Abschürfungen und Prellungen können davon ebenso die Folge sein wie verkürzte Liegezeiten.
Hinsichtlich der Freßplatzgestaltung kommt dem Aufstehverhalten der Kuh eine wesentlich größere Bedeutung zu (Abb.7).

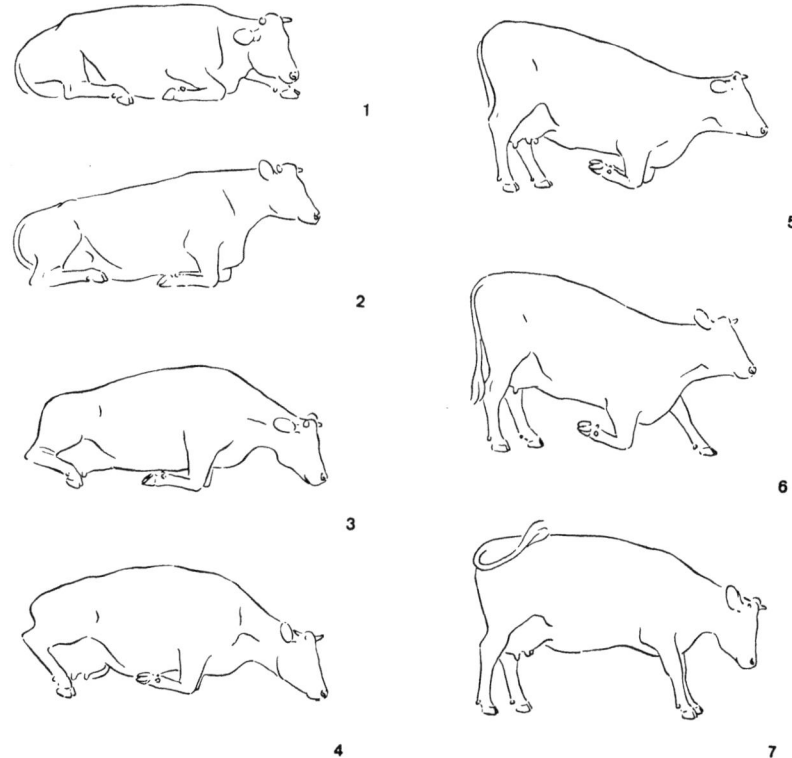

Abbildung 7:   Aufstehen der Kuh (SCHNITZER, 1971)

Das Aufstehen erfolgt ebenso wie das Hinlegen in drei Phasen.
In der ersten Phase wird der Körper durch Schieben aus der Hinterhand nach vorne gedrückt, bis die Kuh mit der Vorhand auf den Carpi steht.
In der zweiten Phase wird die Hinterhand aufgerichtet. Dieser Vorgang geschieht jedoch nicht nur mit Hilfe der Muskelkraft aus der Nachhand, er wird noch durch einen anderen Mechanismus unterstützt. SCHNITZER (1971) vergleicht diesen Mechanismus in der zweiten Phase des Aufstehens mit dem Springen am Schleuderbrett (Abb. 8).

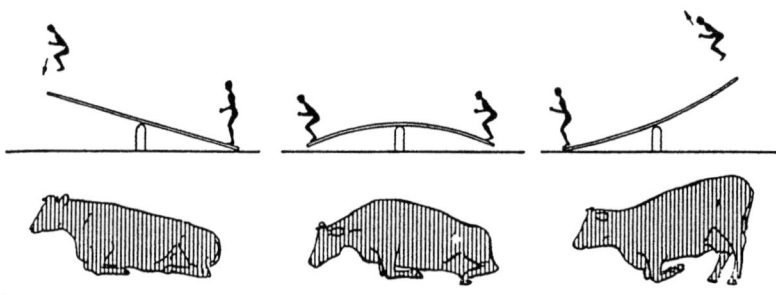

Abbildung 8: Vergleich der zweiten Phase beim Aufstehen des Rindes mit dem Springen am Schleuderbrett (SCHNITZER, 1971)

Die Kuh schleudert ihren Kopf nach vorwärts-abwärts, um durch Kontraktion der Rumpfstrecker, durch die der Kopf nach oben schnellt, gleichzeitig die Nachhand emporzuheben; Ellenbogen und Carpi stellen bei diesem Vorgang den Drehpunkt dar.
Am Ende dieser Phase steht die Kuh hinten vollständig und die Vorhand ist auf die Carpi gestützt.
In der dritten Phase stellt das Rind nun nacheinander die Vordergliedmaße auf. Meist tritt die Hinterhand sofort nach, was dazu führt, daß Kühe nach Beendigung des Aufstehvorganges meist einen Schritt weiter nach vorne stehen als sie eben noch lagen.
Aufgrund der beschriebenen Zusammenhänge benötigen Kühe vor allem in der zweiten Phase des Aufstehvorganges sehr viel Platz im Kopfbereich. Steht dieser Platz nicht zur Verfügung, muß die Kuh auf andere Art und Weise versuchen aufzustehen; es kommt dann zu Verhaltensänderungen und -störungen.
Eine häufig zu beobachtende Verhaltensstörung ist das pferdeartige Aufstehen der Kuh (Abb. 9).
Die Kuh kann in der zweiten Phase des Aufstehvorganges mit dem Kopf nicht genügend Schwung nehmen, um die Hinterhand zu entlasten und aufzustehen, weil nach vorne hin, durch die Futterkrippe begrenzt, zu wenig Platz zur Verfügung steht. Sie versucht dann, das Problem auf ihre Weise zu lösen, indem sie den ihr zur Verfügung stehenden Raum auf diese, nicht artgemäße Weise nutzt.
Wenn die Tiere trotzdem versuchen, artgemäß aufzustehen, besteht die Gefahr, daß sie mit Hals- und Brustpartien gegen die Krippenkante schlagen, was meist zu Blutergüssen und Prellungen in diesem Bereich führt (METZNER, 1976).
Nicht selten versuchen am Aufstehen behinderte Kühe von der Krippe wegzurobben. Es kann dabei z.B. zu Eigen- oder Fremdverletzungen am Euter kommen. Ausreichend bemessene Standlänge und genügend Freiraum im Krippenbereich für den Kopfschwung nach vorne-unten sind also wichtige Voraussetzungen um zu gewährleisten, daß die arteigenen Bewegungsabläufe in diesem Funktionskreis von der Futterkrippe ungehindert geschehen können.

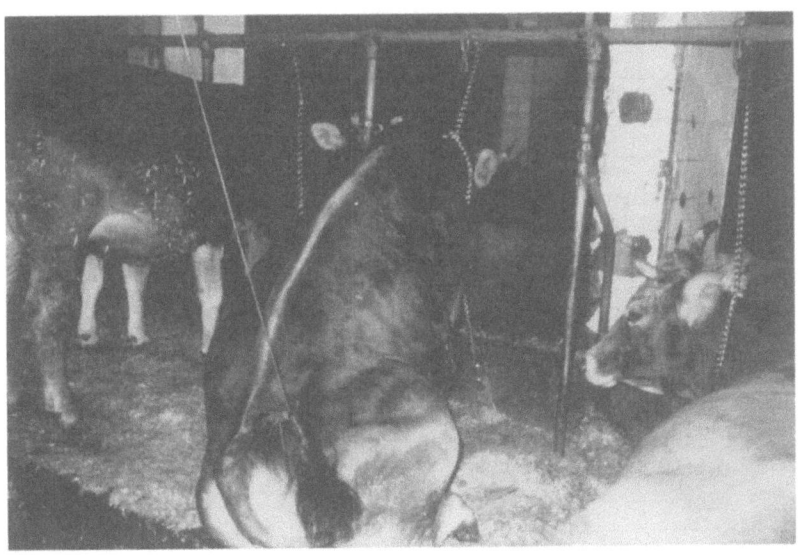

Abbildung 9: Pferdeartiges Aufstehen der Kuh

Die Vielfalt der Anforderungen an die Gestaltung der Krippe macht es schwierig, eine optimale Krippenform zu benennen. Dies erklärt auch die relativ große Vielfalt an verschiedenen Krippenformen in der Praxis.
Im folgenden soll versucht werden, die Kriterien, die für eine tiergerechte Krippenform von Bedeutung sind, darzustellen und einige methodische Ansätze zu erläutern, nach denen diese ermittelt wurden.

3.3.2 Fressbereich und Krippenform

Bei der Anpassung des Freßbereichs an die Ansprüche der Kühe steht zunächst die Krippenform im Vordergrund. Zur Entwicklung einer tiergemäßen Krippenform ist die Kenntnis der Reichweite von Kühen unterschiedlicher Größe eine Voraussetzung (BOXBERGER, 1982).
RIST und OLIVER (1971) lieferten zur Ermittlung der Reichweiten einen methodischen Ansatz, indem sie feststellten, daß in Abhängigkeit von der Höhe über der Standfläche die gestreckte Hals-Kopf-Zungenlänge die Reichweite der Kuh bestimmt.
Sie gehen davon aus, daß die Relation von gestreckter Hals-Kopf-Zungenlänge zur horizontalen Rumpflänge bei allen Kühen gleich ist und berechnen damit einen Faktor:

$$R = \frac{\text{gestreckte Hals-Kopf-Zungenlänge}}{\text{horizontale Rumpflänge}} = 0,7$$

Multipliziert man diesen Faktor mit der horizontalen Rumpflänge, so kann man für jede Kuh die gestreckte Hals-Kopf-Zungenlänge errechnen.
RIST und OLIVER (1971) konstruierten anhand solcher Kriterien einen Vorschlag für eine tiergerechte Krippenform, die auch der kleinsten Kuh ein artgemäßes Fressen gestatten soll (Abb. 10).
Auch im entferntesten Krippenbereich soll bei dieser Krippenausführung das Futter durch Nachrutschen in die maximale Reichweite des kleinsten Tieres gelangen.
Der tiefste Punkt liegt 60 cm vor dem Buggelenk und 15 cm über der Standfläche, so daß der unbequeme Freßbereich in Tiernähe nur geringe Futtermengen enthält. Die Kuh kann somit einen großen Teil des Futters im bequemen Freßbereich aufnehmen und zuletzt die Krippe innerhalb des maximalen Freßbereiches vollständig ausräumen.

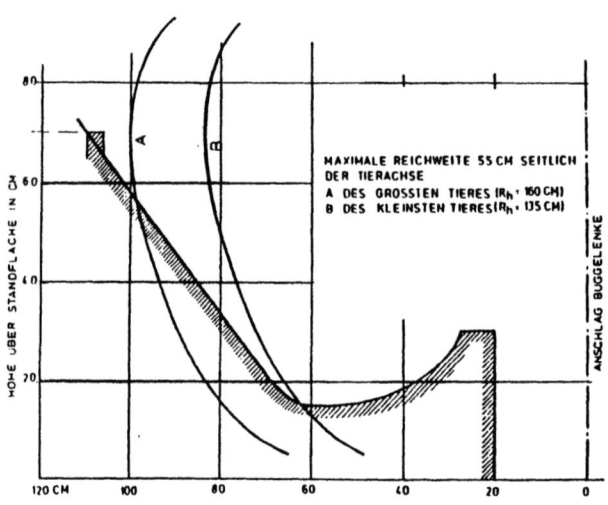

Abbildung 10:   Vorgeschlagene Krippenform zwischen den Begrenzungslinien der maximalen Freßbereiche 55 cm seitlich der Tierachse
(RIST und OLIVER, 1971)

ZEEB (1969) lieferte einen anderen Ansatz. Er ging davon aus, daß die Futteraufnahme auf der Weide nicht auf Stallverhältnisse übertragbar sei.
Auf der Weide zieht das Rind schrittweise vorwärts und belastet dabei wechselseitig die linke und die rechte Vorhand. Durch die so entstehende Grätschstellung kommt es zur Senkung des Rumpfes. Dieser Weideschritt verringert die Distanz zwischen Maul und Weide, so daß das Rind mühelos in artgemäßer Weise das Futter vom Boden aufnehmen kann.
Im Falle der Kurzstandaufstallung mit verschiedenen Anbindevorrichtungen ist die wechselseitige Belastung der Vorhand ebensowenig zu erreichen, wie die Grätschstellung und damit die Senkung des Schwerpunktes, weil der Weideschritt durch die vorgelagerte Futterkrippe verhindert wird (ZEEB, 1970).

Diese Tatsache muß folglich Auswirkungen auf die Höhe des Krippenniveaus in einer tiergerechten Kurzstandaufstallung haben, denn gleiche Niveaus von Krippe und Standfläche führen zu starken Belastungen und Verspannungen der Vorhand.
Die Frage ist hierbei: Um wieviel Zentimeter muß das Krippenniveau über dem Niveau der Standfläche liegen? ZEEB (1969) ist dieser Frage nachgegangen und beobachtete am Fahrsilo fressende Hausrinder (Abb. 11).

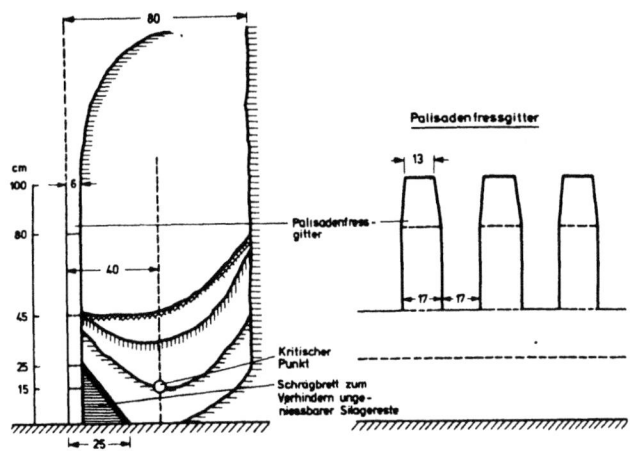

Abbildung 11: Freßprofil von Hausrindern am Palisadenfreßgitter (ZEEB,1969)

Kühe legen während der Futteraufnahme ein ganz bestimmtes Freßprofil an. Bei einem kritischen Punkt, der etwa 40 cm vor der durch die Fressbarriere fixierten Vorhand liegt, erreichen sie den Boden des Fahrsilos auf Standflächenniveau. Das Futter, das innerhalb dieser Zone liegt, wird zuletzt gefressen (ZEEB, 1970). Unterschreitet dieser Punkt die Höhe von 15 cm über Standniveau, werden die Tiere, als Folge einer zu großen Belastung der Vorhand, unruhig (ZEEB,1969). Von diesen Beobachtungen ausgehend, konstruierte ZEEB ein Krippenprofil, dessen tiefster Punkt bei 40 cm Abstand von der vorderen Begrenzung in 15 cm Höhe liegt.

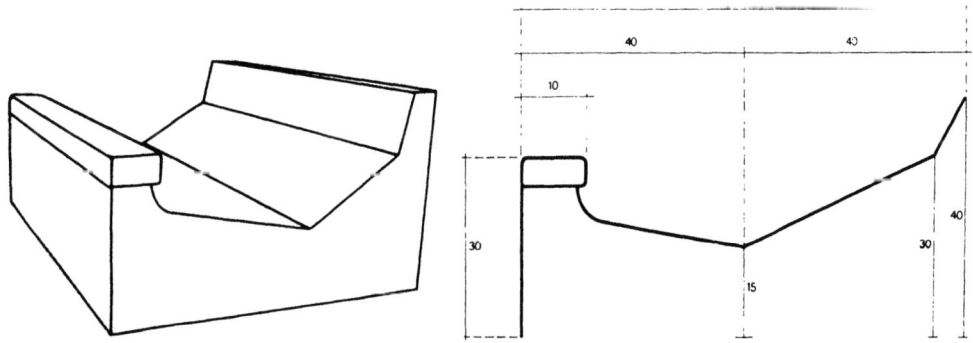

Abbildung 12: Krippenkonstruktion nach ZEEB (1970)

Sowohl bei der Krippenkonstruktion von RIST und OLIVER (1971) als auch bei der von ZEEB (1970) liegt der tiefste Punkt der Krippe in einer Höhe von 15 cm über dem Standflächenniveau.
Rinder besitzen die Eigenart das vorgelegte Futter auseinander zu wühlen, um besser an die schmackhafteren Teile heranzukommen. Dieses Selektionsverhalten kann bei einer ungünstigen Krippenform zu hohen Futterverlusten führen. Um Futterverluste zu vermeiden, aber auch um ein ausreichendes Fassungsvermögen der Krippe zu gewährleisten, muß die Krippe zum Stand hin durch eine Rückwand begrenzt sein, deren Mindesthöhe nach derzeitigen Erfahrungen 15 cm über dem Krippenniveau betragen sollte (METZNER, 1976). Somit ergibt sich eine Krippenwandhöhe bei ZEEB (1970) und auch bei RIST und OLIVER (1971) von mindestens 30 cm über dem Standniveau.
Die von ihnen vorgeschlagenen Krippenformen berücksichtigen zwar das arteigene Freßverhalten der Kühe, bringen aber aufstehende und abliegende Kühe unter Umständen in Schwierigkeiten, weil die Schleuderbewegung des Kopfes durch die hohe Krippenwand verhindert wird.
METZNER (1976) empfiehlt deshalb, daß die Rückwand der Kurzstandkrippe als elastische Schürze ausgebildet wird. Diese elastische Futterbremse, die zur besseren Beweglichkeit entsprechend der Standbreite eingeschnitten sein kann, erfüllt zwei Funktionen:

- Sie verhindert durch eine zweckmäßige Höhe von 20 cm Futterverluste und eine hierdurch bedingte Verschmutzung der Liegefläche.
- Sie weicht dem abliegenden bzw. aufstehenden Tier aus, erleichtert dadurch die Bewegungsabläufe und verhütet besonders Verletzungen im Hals-Brust-Bereich.

Darüberhinaus ist es den Rindern trotz der Anbindehaltung möglich, im Liegen die Vordergliedmaße auszustrecken (METZNER, 1976).
Voraussetzung für eine optimale Futterkrippe ist jedoch auch, daß das Futter auf der ganzen Breite des Standes von den Kühen erreicht werden muß.
RIST und OLIVER (1971) gehen bei einer Standbreite von 110 cm davon aus, daß die Kuh in der Lage sein soll, 55 cm seitlich ihrer Achse die Futterkrippe vollständig zu entleeren.
Auch METZNER (1976) maß zur Ermittlung von Kennwerten für eine tiergerechte Kurzstandkrippe die senkrechte und waagerechte Reichweite von Kühen. Zusätzlich ermittelte er die Belastungen der Vorderbeine von Kühen während der Futteraufnahme im Krippenweitenbereich von 40 bis 80 cm (Abb. 13 und 14).

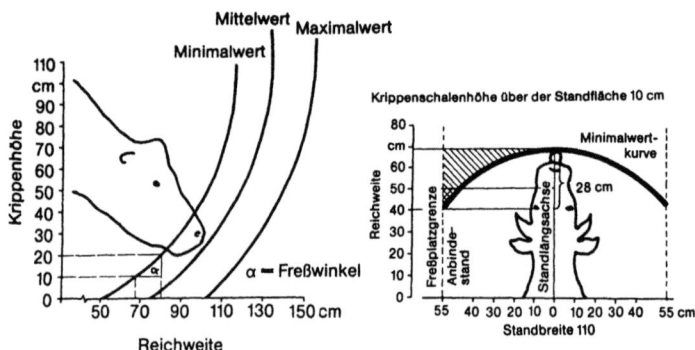

Abbildung 13: Senkrechte und waagerechte Reichweite von Fleckviehkühen (METZNER, 1976 aus BOXBERGER und KEMPKENS; 1984)

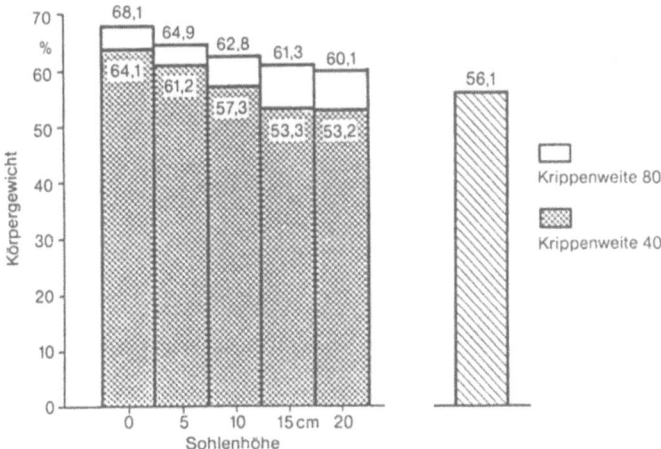

Abbildung 14: Mittlere Belastung der Vorderbeine während der Futteraufnahme bei unterschiedlicher Höhe der Krippensohle über der Standfläche und unterschiedlicher Krippenweite - rechte Säule entspricht der Belastung beim ruhigen Stehen
(METZNER, 1976 aus BOXBERGER und KEMPKENS, 1984)

Es ist deutlich zu erkennen, daß die Belastungen der Vorderbeine bei einer Krippenweite von 40 cm deutlich unterhalb den Belastungen von 80 cm liegen. Im Bereich von 10, 15 und 20 cm Sohlenhöhe entspricht die Belastung der Vorderbeine bereits der Belastung beim ruhigen Stehen. Selbst bei einer Krippenhöhe von 20 cm werden bei einer Krippenweite von 80 cm die beim ruhigen Stehen ermittelten Werte bereits um 5 % überschritten, da die Krippenweite in diesem Bereich schon an der Grenze der Reichweite liegt.

Die Abweichungen der Vorderbeinbelastungen in Abhängigkeit von der Krippenweite erscheinen auf den ersten Blick vielleicht gering; bei kurzfristiger Einwirkung haben solche Mehrbelastungen wahrscheinlich auch keine Schädigung zur Folge. METZNER (1976) sieht sie jedoch, bei dauerhaftem Auftreten über die gesamte Freßzeit von ca. 6 Stunden täglich, als gefährlich an.

Aus den durch diese Messungen gewonnenen Ergebnissen und unter der Bedingung, daß auch die Kuh mit der kleinsten Reichweite die Krippe noch vollständig leeren kann, schlägt er folgende Krippenform vor (Abb. 15):

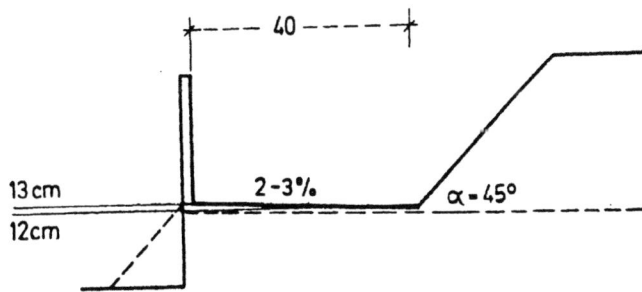

Abbildung 15: Tiergerechte Krippenform (METZNER, 1976)

Der tiefste Punkt der Krippe muß sich 12 cm über dem Standniveau und 40 cm hinter der Krippenwand befinden. Von hier steigt die Krippe, dem Freßwinkel der Kühe entsprechend, zum Krippentisch an, während der flache Krippenboden zum Tier hin eine Steigung von 2 bis 3% aufweist (METZNER, 1976).
Er sieht in der 20 cm hohen, beweglichen Krippenwand das wichtigste Element der Krippe, da nur durch sie ein vertretbarer Kompromiß zwischen den unterschiedlichen Anforderungen an den Krippenbereich möglich ist.
BOXBERGER (1982) geht von den gleichen Grundannahmen aus wie METZNER und konstruiert folgende Krippenform für Kurzstände (Abb. 16):

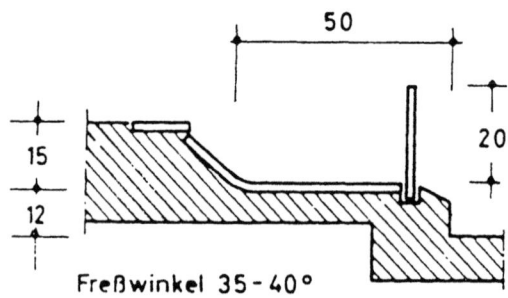

Abbildung 16:   Krippenform nach BOXBERGER (1982)

Die Krippenweite beträgt, gemessen von der Krippensohlenhinterkante, 50 cm. Theoretisch besteht die Gefahr, daß kleinere Kühe die Krippe im vorderen seitlichen Randbereich nicht mehr vollständig leeren können. Aufgrund der Struktur des hauptsächlich angebotenen Rauhfutters wird dieser Nachteil jedoch etwas verringert (BOXBERGER, 1982).
Auch BOXBERGER (1982) benutzt eine elastische Schürze als Krippenhinterwand, die 20 cm über dem 10 cm hohen Sockel aufträgt. Er hält die Erhöhung der elastischen Wand darüber hinaus für ungünstig, da dies einerseits zu gesteigerten Materialkosten führen und andererseits bei den Kühen auch noch den Eindruck eines Hindernisses verstärken würde.
Nach BOXBERGER und METZNER (1976) stellt die flexible Krippenwand die einzige auch ökonomisch und arbeitswirtschaftlich vertretbare Möglichkeit dar, sowohl Grundfutter im nötigen Umfang anzubieten, als auch den Anforderungen der abliegenden und aufstehenden Tiere zu entsprechen.
Die Höhendifferenz zwischen Boden und Futtertisch muß wegen des Kopfschwunges beim Aufstehen begrenzt werden. Sie soll nicht mehr als 15 cm betragen.
Auch hier muß wiederum nach einem Kompromiß zwischen Tiergerechtheit und Arbeitswirtschaft gesucht werden.
Den Kühen käme eine noch flacher auslaufende oder gar ganz fehlende vordere Krippenwand hinsichtlich ihrer Freiraumansprüche in diesem Krippenbereich noch mehr entgegen. Es müßte dann aber von Seiten des Tierhalters dafür gesorgt werden, daß das Futter immer wieder in die Krippe hineingeräumt wird, sonst gelangt es außerhalb des Freßbereiches der Kühe oder führt zu stärkeren Belastungen der Vorhand. Eine Höhendifferenz von 15 cm erscheint daher als annehmbarer Kompromiß.

3.3.3 Fassungsvermögen der Krippe

Das Fassungsvermögen der vorgestellten Krippengrundformen für den Kurzstand ist abhängig von der Krippenweite und der Futtertischhöhe.
Unter der Annahme, daß die Standbreite des Kurzstandes 110 cm beträgt, errechnet METZNER (1976) aus der vorgeschlagenen Krippenform ein Volumen von 0,11 m3. Dieser Wert ist bei zweimaliger Futtervorlage normalerweise ausreichend und wird nur unter ungünstigen Bedingungen etwa bei der Vorlage von Heu überschritten.
BOXBERGER (1982) geht bei der Untersuchung des Fassungsvermögen der von ihm vorgestellten Grundform von unterschiedlichen Füllungsgraden aus (Abb. 17).

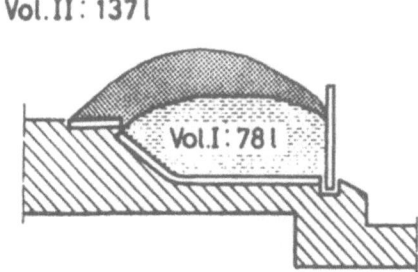

Abbildung 17:   Füllungsgrad und Fassungsvermögen der Krippengrundform (BOXBERGER, 1982)

Das Fassungsvermögen für beide Befüllungsformen wurde graphisch vermessen.
Demnach ist bei einfacher Füllung (Vol. I) günstigstenfalls eine Einzelration mit 78 l unterzubringen. Das entspricht einer täglich dreimaligen Vorlage von Mais-Gras-Silage.
Bei der Fütterung gemäß Vol. II genügt das Volumen für eine zweimal tägliche Vorlage von Mais-Gras-Silage (BOXBERGER, 1982).

3.4   Wasserversorgung

Eine artgemäße Trinkwasserversorgung ist eine wesentliche Voraussetzung für die Gesundheit und Leistungsfähigkeit von Milchkühen.
Die gleichmäßige und ständige Wasserversorgung ist mindestens ebenso wichtig wie die artgemäße Fütterung, was daraus deutlich wird, daß der Verlust von 1/10 des Wassergehaltes für den tierischen Organismus den Tod bedeutet.
Der Trinkwasserbedarf einer Kuh liegt bei 50 bis 60 l pro Tag; Hochleistungskühe benötigen bis zu 100 l pro Tag in Abhängigkeit von Faktoren wie Trächtigkeit, Laktationsstand, Alter, Futtertrockenmasse und Wassertemperatur (METZNER, 1978).
Das Trinkwasser muß den Tieren daher jederzeit in ausreichender Menge zur Verfügung stehen, am besten über Selbsttränken.

Das Rind gehört zur Gruppe der Saugtrinker, die über eine ausgefeilte Trinktechnik verfügen (SCHÖNHOLZER, 1958). Durch diese Trinktechnik erreichen Rinder Trinkgeschwindigkeiten bis zu 20 l/min.
Zur Ausübung ihres artgemäßen Trinkverhaltens benötigen Rinder einen bestimmten, typischen Neigungswinkel des Kopfes zur Wasseroberfläche (Abb. 18).

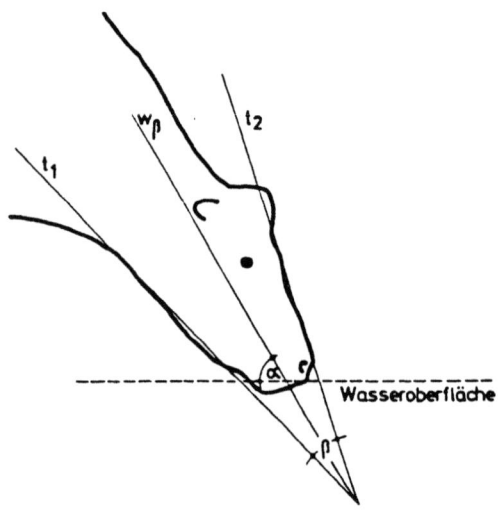

Abbildung 18:   Neigungswinkel des Halses beim Trinkvorgang des Rindes (Metzner, 1976)

Dieser Neigungswinkel wird durch die Anordnung der Nasenlöcher zum Flotzmaul bestimmt. Nur wenn dieser Neigungswinkel eingehalten werden kann, ist ein artgemäßes Saugtrinken möglich, bei dem das Flotzmaul 3 - 4 cm tief in die Wasseroberfläche eingetaucht wird.
Als Konsequenz aus dem Trinkverhalten der Kuh ergibt sich somit für die tiergerechte Ausführung ein flachschaliges, großformatiges Becken, das leicht zu bedienen ist (METZNER, 1976).

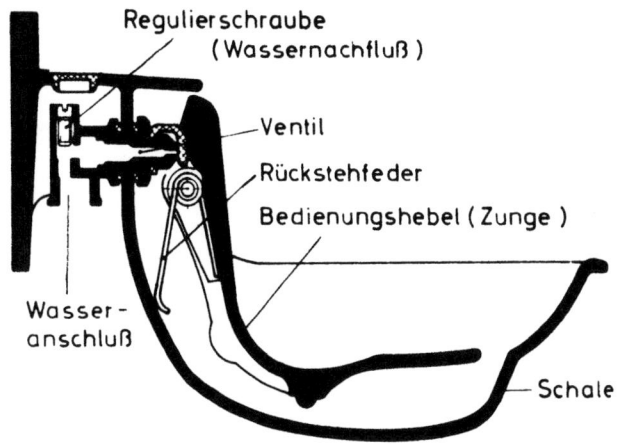

Abbildung 19:   Flachschaliges Doppeltränkebecken (BOXBERGER, 1982)

Nach METZNER (1976) sollen Selbsttränkebecken folgende Anforderungen erfüllen:

- Da die Selbsttränkebecken über der Futterkrippe an der Seitentrennwand montiert sind, muß die Kuh, die auf ihrem Standplatz fixiert ist, den Kopf zur Wasseraufnahme seitlich schwenken. Damit sie in der für Rinder typischen Kopfneigung trinken kann, sollte die ovale bis nierenförmige Schale flach ausgebildet sein und eine Öffnung von 600 bis 650 cm^2 aufweisen. Dem nach der beobachteten Eintauchtiefe des Flotzmaules ausgerichteten Wasserstand von 4 cm entspricht bei dieser vorgeschlagenen Form ein Inhalt von ca. 1 l.
- Die Bedienungselemente müssen so angeordnet sein, daß das Ventil durch das von der Seite eintauchende Maul ohne Zusatzbewegung geöffnet werden kann. Dies kann durch einen Mittelhebel ermöglicht werden, der nach unten gebogen und seitlich schwenkbar ist und somit aus der Normallage nach links oder rechts gedrückt, den Wasserlauf freigibt.
- Um einer Verschmutzung des Tränkebeckens vorzubeugen und trotzdem noch eine gute Erreichbarkeit und unbehinderte Wasseraufnahme zu gewährleisten, soll die Montagehöhe die Buggelenkhöhe des Einzeltieres nicht überschreiten. Dies ist meist dann der Fall, wenn die Oberkante der Tränkeschale sich ca. 80 cm über dem Standniveau befindet.
- Da Rinder abgestandenes und temperiertes Trinkwasser bevorzugen, sollte das Wasser in einem Zwischenbehälter gelagert werden. Um einen den Rindern entsprechenden Wasserzufluß von 0,3 l/sec zu gewähren, müssen Ventilöffnungen und Leitungsquerschnitt mit der Höhendifferenz und dem Druckverlust zwischen Behälter und Selbsttränkebecken abgestimmt werden.

3.5 Anbindung

Es ist bezeichnend für das Haltungssystem Kurzstand, daß sich Fehler in einem Detail gleich in mehreren Funktionskreisen bemerkbar machen. Der Anbindevorrichtung kommt in diesem Sinne eine besondere Bedeutung zu.
Sie muß ausreichenden Freiraum gewährleisten, damit die Kühe ihrer Art entsprechend aufstehen, abliegen und liegen können und in der Lage sind, in physiologisch richtiger Weise ihre Krippe vollständig zu leeren und Wasser zu sich zu nehmen. Auch das Komfortverhalten durch Lecken muß möglich sein.
Die Anbindung darf aber auch nicht zu locker sein, damit die Tiere nicht zurück in den Kotgraben oder auf den Gitterrost treten oder sich dort ablegen. Zu weit nach vorne treten dürfen sie auch nicht, da sie dann ihre Stand- und Liegefläche mit Kot und Harn verschmutzen, was wiederum negative Auswirkungen auf das Tier nach sich ziehen kann. Bei zu lockerer Anbindung kann es sogar zu Todesfällen durch Strangulierung kommen.
An Anbindevorrichtungen sind somit hohe Anforderungen zu stellen. Nach den Richtlinien des SCHWEIZER BUNDESAMTES FÜR VETERINÄRWESEN (1986) für die Haltung von Milchvieh müssen deshalb Anbindevorrichtungen für Milchvieh folgende Voraussetzungen erfüllen:

- Richtige Abmessung des Standplatzes; die Lagerlänge richtet sich nach dem Anbindesystem.
- genügend Spiel der Anbindung in der Längsrichtung, damit ein artgemäßes Aufstehen, Abliegen, Liegen und Zurücktreten der Kühe für das Koten und Harnen möglich sind.
- Genügend Spiel der Anbindung in der Vertikalen, damit die stehende Kuh den Kopf aufrecht halten kann und beim sich Lecken möglichst wenig eingeschränkt ist.

Weiterhin sollen Fressen und Wasseraufnahme ohne Behinderungen möglich sein, Verschmutzungen größeren Umfangs sollen vermieden werden.
In der Praxis der Milchviehhaltung kommen der Anbindung mit Grabner-Kette, Halsrahmen und der Horizontalanbindung wohl die größte Bedeutung zu. Im folgenden werden deshalb ausschließlich diese drei Anbindevorrichtungen behandelt.

3.5.1 Grabner-Anbindung

Dieses Hängekettensystem ist wohl die älteste und auf Kurzständen weitestverbreitete Anbindevorrichtung. Nach EICHHORN und KONRAD (1985) stellt sie eine preiswerte und tiergerechte Lösung dar. Sie läßt keine Gruppenanbindung zu und ist somit für den Weidebetrieb ungünstig. Es gibt jedoch Konstruktionen zu gruppenweisem Freilassen der Tiere durch Abwerfen der Kette. Das Anbinden muß jedoch immer einzeln erfolgen.
Die Grabner-Anbindung kann in Form von Ketten mit kleinen gewundenen Gliedern (Abb.20) oder mit geräuscharmen Bändern aus Kunststoffgewebe erfolgen (Abb.21).
Das Spiel in der Anbindung sollte mindestens 60 cm betragen, 30 cm nach vorn und nach hinten, als Abweichung von einer gedachten Linie zwischen den Befestigungspunkten.

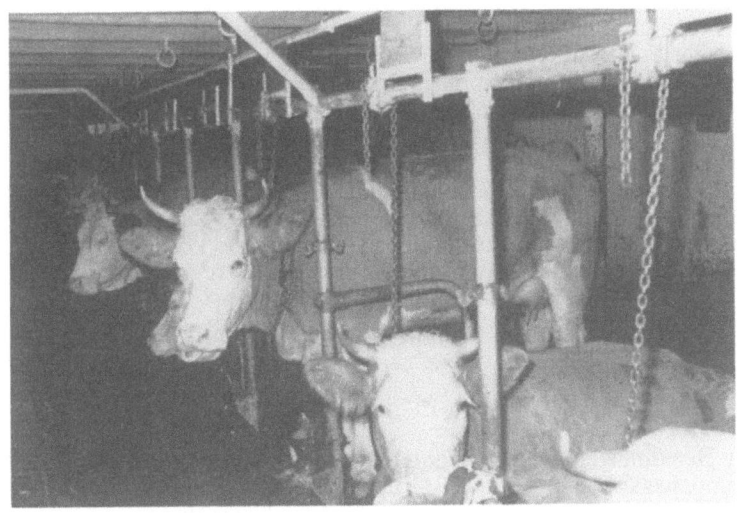

Abbildung 20:   Senkrechtanbindung mit kleingliedriger Kette

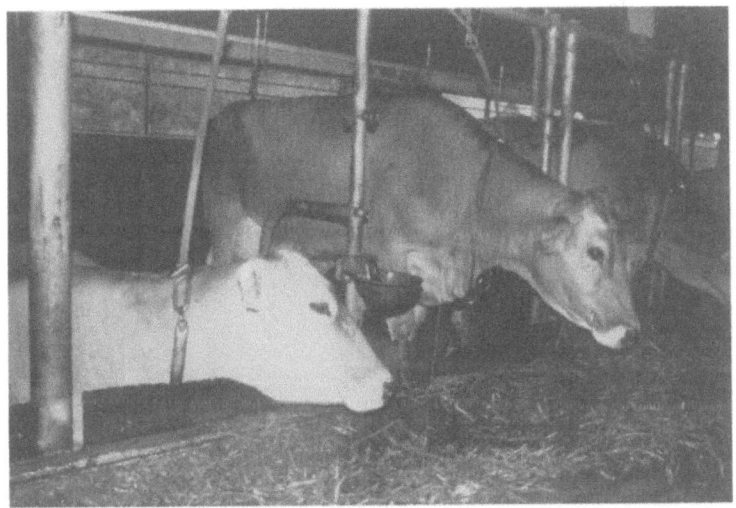

Abbildung 21:   Senkrechtanbindung mit Textilband

Zur Positionssteuerung verschieden langer Tiere gibt es Ausführungen, die durch Umhängen der oberen Halterung nach vorne und nach hinten verstellbar sind. Durch diese Art von Korrektur ist es möglich, Verschmutzungen des Standes entgegenzuwirken. KOLLER et al. (1979) bezeichnen das Zurückdrängen kleinerer Tiere zur besseren Sauberhaltung des Standes mit Hilfe verstellbarer Oberanlenkungen als problematisch, weil die Futteraufnahme dadurch erschwert wird. Die bessere Lösung bestünde in einer mehr lockeren Anbindung in Verbindung mit einem Kuhtrainer, außerdem schließen sich Reihenentkopplung und obere Verstellbarkeit in der Regel gegenseitig aus. Korrekturen mit dieser Methode sind also nur in bestimmten kleineren Bereichen zu akzeptieren.
WILLINGER (1971) und auch RAPP (1973) berichten sogar, daß es im Anbindestall mit Grabner-Anbindung zu tödlichen Unfällen durch Strangulierung kommen kann.
Trotz allem kann die Anbindung nach Grabner-Art mit Kunststoffband in einem ihr entsprechenden Anbindestand als eine akzeptable Lösung angesehen werden. Sowohl die Bewegungsfreiheit als auch die Sauberkeit der Tiere sind ausreichend (DAMM, 1975).

3.5.2 Gelenkhalsrahmen

Die Bemühungen, für den Weidebetrieb eine Anbindevorrichtung zu schaffen, die sowohl Gruppenauslösung als auch Gruppenanbindung zuläßt, führten zur Entwicklung des Halsrahmens. Durch Anbindung mit Gelenkhalsrahmen wird z.B. das Stallmelken bei Weidegang erheblich erleichtert (Abb. 22). Die heute üblichen Halsrahmen weisen im unteren Drittel Gelenke auf, wobei die beiden Flanken in sich drehbar angelenkt sind.

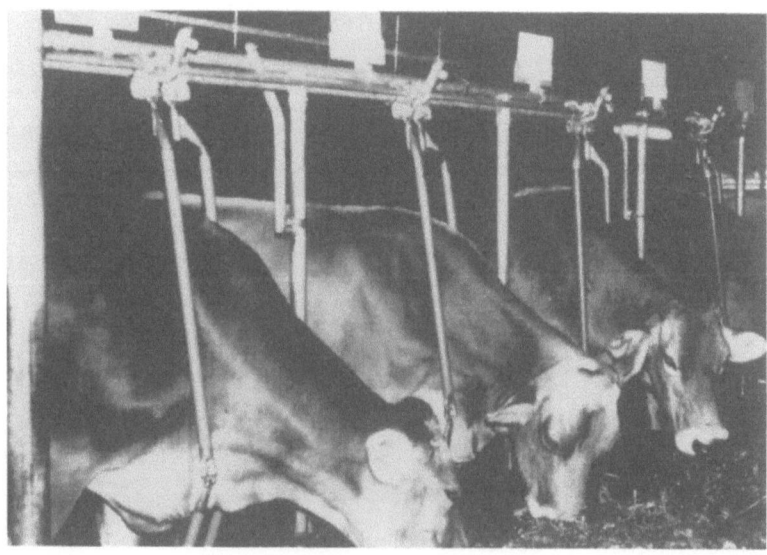

Abbildung 22: Anbindung mit Gelenkhalsrahmen

Starre Halsrahmen sind abzulehnen, weil sie die Bewegungsfreiheit der Kühe zu stark behindern. In der Schweiz werden nach dem Bewilligungsverfahren für den Verkauf von Stalleinrichtungen starre Halsrahmen und Federstahlrahmen nicht mehr zugelassen (SCHWEIZER BUNDESAMT FÜR VETERINÄRWESEN, 1987), da sie ein artgemäßes Abliegen und Aufstehen nicht gewährleisten.
KOHLI et al., (1981) weisen jedoch darauf hin, daß der Kurzstand mit Gitterrost und Halsrahmen nicht tiergerecht ist. Durch Erweiterung des Halsrahmenspielraumes könne in den meisten Ställen jedoch eine Verbesserung erreicht werden. Diese Erweiterung des Bewegungsspielraums kann mit Hilfe von lockeren Bodenketten erfolgen.
Nach BOXBERGER (1982) sind bei einem Vergleich zwischen Vertikalanbindung und Gelenkhalsrahmen mit lockeren Bodenketten, die den Bewegungsraum im unteren Teil des Halses beträchtlich erweitern, keine nennenswerten, für die Praxis relevanten Unterschiede festzustellen, weder von der Gewichtsverlagerung beim Aufstehen, noch beim Freiraum für den Kopfschwung (Abb. 23).

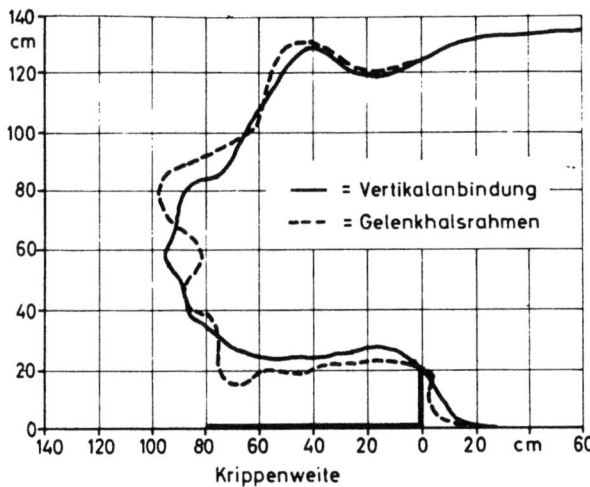

Abbildung 23: Umhüllungslinien des Kopf-Hals-Bereiches beim Aufstehen in Vertikalanbindung und Gelenkhalsrahmen (BOXBERGER, 1982)

3.5.3 Horizontalanbindung

Diese Art der Anbindung ist besonders oft in Ställen mit ganzjähriger Stallhaltung anzutreffen. Bei der Horizontalanbindung gehen vom Halsband der Kuh zwei Ketten ab, die an senkrechten Rohren oder Bügeln gleitend montiert sind.
In Verbindung mit einer tiergerechten Krippenform und lockerer Anbindung sind hinsichtlich der Tiergerechtheit keine wesentlichen Unterschiede zwischen Vertikalanbindung und Horizontalanbindung festzustellen (BOXBERGER, 1982).
Bei diesem Anbindesystem müssen die Tiere jedoch einzeln ausgelöst und angebunden werden (Abb.24).

Zur Vermeidung dieses Nachteils wurde das System modifiziert.
Hierbei wird die Kuh nur mit einer Kette auf einer Seite ihres Standplatzes an einem Bolzen fixiert, durch den die Tiere von zentraler Stelle aus ausgelöst werden können (Abb.25). Da die Kühe immer paarweise nahe beisammen angebunden sind, müssen Standplatz und Krippe zwischen diesen beiden Tieren durch einen Trennbügel voneinander getrennt werden (JAKOB und OSWALD, 1986a).

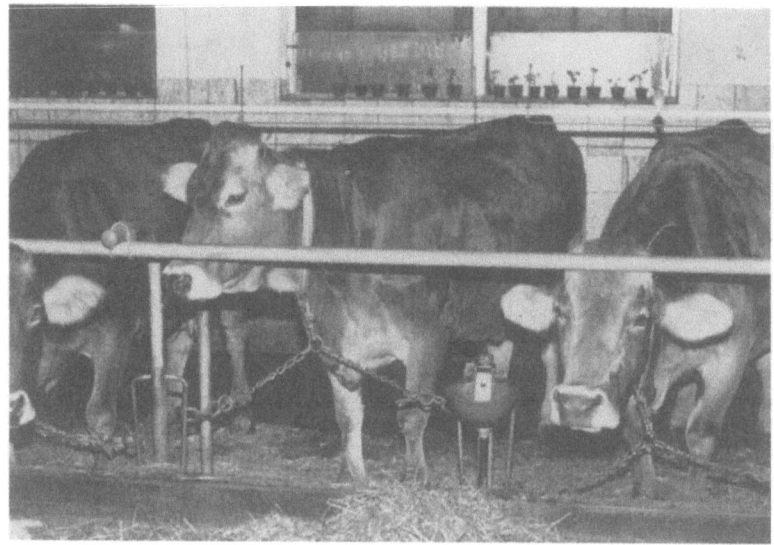

Abbildung 24:   Horizontalanbindung mit Stopprohr und Krippentrennbügel

Die Horizontalanbindung gewährt in der Regel viel Bewegungsspielraum. Es besteht daher die Gefahr, daß die Tiere nach vorne auf den Futtertisch steigen. Um das zu verhindern, muß eine vordere Standbegrenzung angebracht werden, welche die Steuerung im Freßbereich übernimmt.
In der Praxis sind verschiedene Lösungen möglich. Eine Methode ist die Steuerung mit einem Stopprohr, das in Stirnhöhe vor dem Kopf der stehenden Kuh angebracht wird. Es dient dazu, das Tier am Durchtreten in die Krippe zu hindern. Das Stopprohr veranlaßt die Kuh außerdem, beim Koten zurückzutreten und wirkt somit der Standverschmutzung entgegen. Bei nicht allzu großen Ansprüchen an die Sauberkeit kann ein Stopprohr den Kuhtrainer ersetzen (JAKOB und OSWALD, 1986) (Abb. 24).
ZEEB (1973) favorisiert die Steuerung durch Schulterriegel, da an den bemuskelten Partien weniger Verletzungsgefahr besteht.

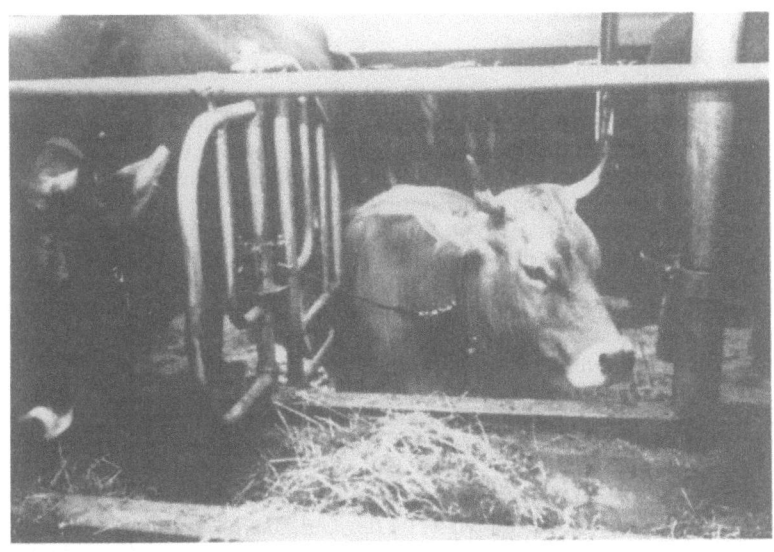

Abbildung 25: Horizontalanbindung mit seitlicher Anbindung, Stopprohr und schwenkbarem Krippentrennbügel

Diese Art der Anbindung gibt der Kuh eine reichliche Bewegungsfreiheit. Durch die Kombination von Krippentrennbügel mit Stopprohr und Horizontalanbindung kann eine optimale Einzelfütterung ohne Einengung des Tieres ermöglicht werden (OSWALD, 1987). Sie stellt deshalb eine sinnvolle Möglichkeit der Anbindung dar, durch die die Vorteile der Horizontalanbindung mit den Anforderungen an einen arbeitssparenden Betriebsablauf kombiniert werden können.
Alle vorgestellten Anbindevorrichtungen können je nach Arbeitswirtschaft des einzelnen Betriebes in Kurzständen eingesetzt werden. Sie müssen jedoch gewisse Mindestanforderungen erfüllen.
Beim normalen Aufstehen bewegt sich der Kopf der Kuh um ungefähr 70 cm in horizontaler Richtung nach vorne. Das Schwungholen mit dem Kopf gelingt jedoch nur, wenn nach vorne hin genügend Platz vorhanden und die Anbindung nicht zu straff gespannt ist (TROXLER und OSWALD, 1986).
Nach JAKOB und OSWALD (1986) ist ein Längsspiel von 60 cm für ungestörte Aufsteh- und Abliegevorgänge ausreichend. Der Bewegungsspielraum sollte jeweils 30 cm nach hinten und nach vorne betragen. Das Spiel in der Vertikalen sollte so sein, daß die stehende Kuh den Kopf aufrecht halten kann und bei der Körperpflege durch Lecken möglichst wenig eingeengt ist.

3.6 Die Liege- und Standoberfläche

Die Qualität der Liege- und Standoberfläche hat einen wesentlichen Einfluß auf das Wohlbefinden der Kühe. Sie muß jedoch verschiedenste Anforderungen erfüllen.
Rinder bevorzugen die Bauch-Seitenlage beim Ruhen. Sie stützen dabei den Körper mit den unter dem Rumpf eingeschlagenen Gliedmaßen auf dem Boden ab.
Die Körperlast muß auf alle Punkte gleichmäßig verteilt sein; dazu brauchen die Kühe ein weiches Lager, das sich den Konturen der Körperunterseite des liegenden Tieres plastisch und ohne Gegendruck anpaßt. Zugleich muß es wärmedämmend und trocken sein.
Zum Stehen braucht das Tier eine feste und griffige Bodenoberfläche.
Der Tierhalter wünscht sich aus verständlichen Gründen ein leicht zu reinigendes Kurzstandsystem, dessen Standoberfläche außerdem noch beständig gegen Säure sein sollte.
Stroheinstreu kommt den genannten Anforderungen in hohem Maße entgegen. Sie bereitet der Kuh ein weiches, anpassungsfähiges Lager mit sehr guter Trittsicherheit und Wärmedämmung, gleichzeitig werden durch das Stroh die anfallenden Kot- und Harnmengen gebunden. Auch die positiven Wirkungen der Stroheinstreu auf das Stallklima sollten beachtet werden.
Durch eine 1 bis 2 cm dicke Strohschicht wird zudem noch die Gewichtsbelastung der auf der Standfläche aufliegenden Teile der Gelenke gleichmäßiger verteilt.
Auch die Wärmedämmfähigkeit von Stroheinstreu ist außerordentlich hoch. So konnten RIST und MATHYS (1973) in einer Untersuchung zur Wärmeableitung von Tierlägern nachweisen, daß keine der untersuchten bis dato üblichen Lagerbeläge für strohlose und stroharme Aufstallung eine 2 cm dicke Strohauflage hinsichtlich der Wärmedämmung übertrifft. Die Stroheinstreu zählt deshalb nach wie vor zu den tiergemäßesten Stand- und Liegeflächen (RIST, 1986).
Im übrigen hat die Weichheit der Liegeflächen einen wesentlich höheren Einfluß auf die Lagerqualität als deren Wärmeeigenschaften. WANDER (1975) konnte dies durch Versuche mit Milchkühen und Jungrindern nachweisen.

3.6.1 Wahlversuche

IRPS (1985) beschreibt eine Wahlverhaltensuntersuchung, die an der Versuchsstation der FAL in Braunschweig-Völkenrode durchgeführt wurde und u.a. dazu dienen sollte, die Präferenzen von Rindern hinsichtlich verschiedener Bodenbeläge zu prüfen. In einem der beschriebenen Versuche wurden 20 Jungrindern unterschiedliche Bodenbeläge angeboten. Es waren:

1. Betonspaltenboden mit 12 cm Auftrittsbreite
2. Betonspaltenboden mit 12 bis 34 cm Auftrittsbreite, mit Gummiauflage und 3 % bzw 4 % Gefälle
3. Liegeboxen mit Nackenriegel und Sägemehleinstreu
4. Strohlager

In mehreren Reduktionsschritten wurde der zur Verfügung stehende Raum des Strohlagers immer mehr reduziert. Trotz dieser räumlichen Einschränkung wurde das Strohlager von den Rindern bevorzugt angenommen. Nach den Ergebnissen dieses Versuches läßt sich nach IRPS (1985) eine Priorität für den Bodenbelag aus der Sicht des Rindes in folgender Reihenfolge angeben:

1. Weiches, sich dem Körper anpassendes Lager (Strohlager/weich eingestreute Liegebox)
2. Gummimatte
3. Beton

Auch WANDER erzielte schon 1974 ähnliche Versuchsergebnisse.
Es wird hier also deutlich, daß ein Tierhalter, der einer tiergerechten Haltung von Milchkühen möglichst nahe kommen will, auf Stroheinstreu nicht verzichten kann.

3.6.2 Wärmeeigenschaften

Die Ansprüche an die Wärmeeigenschaften des Stand- und Liegeplatzes des liegenden Rindes treten gegenüber den Ansprüchen an die Oberflächenverformbarkeit weit zurück (WANDER, 1974; IRPS, 1985).
Trotzdem reagieren Rinder auch empfindlich auf eine Verschlechterung der thermischen Bedingungen (BOXBERGER, 1982). LASSON und BOXBERGER (1976) führten Messungen des Wärmestromes vom Tier zur Liegefläche mit Hilfe eines speziellen Versuchsstandes durch. Sie stellten fest, daß die Tiere weder einen zu hohen Wärmeabfluß auf ein erträgliches Maß reduzieren können, noch daß sie die bei hohen Temperaturen verminderte Wärmeabgabe ausgleichen können (Abb. 26).
Bei tiefen Bodentemperaturen (-15°C und -0°C) steigt der Wärmestrom zunächst sehr hoch an, um im Laufe der Zeit, wahrscheinlich durch thermoregulatorische Maßnahmen bedingt, etwas abzusinken. Der Wärmeentzug ist jedoch immer noch sehr hoch und es kommt dann zum vorzeitigen Abbrechen der Liegezeit. Die günstigsten Wärmeeigenschaften sind dann vorhanden, wenn der Wärmeabfluß der Wärmeproduktion der Kühe entspricht.

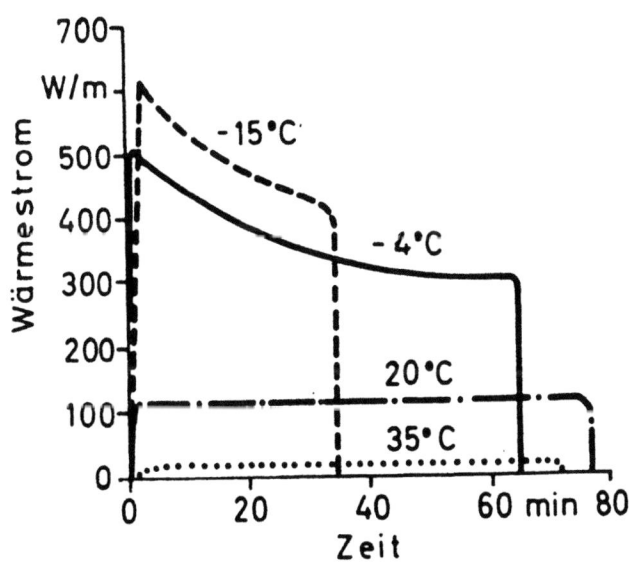

Abbildung 26: Wärmestromverlauf vom Tier zur Liegefläche, gemessen in den verschiedenen Temperaturphasen (LASSON und BOXBERGER, 1976)

BOXBERGER (1982) empfiehlt deshalb, die Liegeflächen schon im Unterbau durch wärmedämmende Ausführung so zu verbessern, daß vor allem die Wärmestromspitzen zu Beginn der Liegeperioden abgemildert werden und der Wärmestrom im Bereich von 0 bis 12 W/m² liegt.

3.6.3 Die Haltung mit Einstreu

Die Nutzfläche im Kurzstand kann bei Verwendung von Stroheinstreu aus verschiedenen Baumaterialien bestehen. EICHHORN und KONRAD (1985) empfehlen Nutzschichten aus Spezialestrichen, estrichzementgebundenen Stallbodenplatten oder Gußasphalt.
Bei allen verwendeten Materialien muß jedoch darauf geachtet werden, daß den Tieren immer genügend Einstreu zur Verfügung steht, damit sie nicht auf dem blanken, kalten Unterboden liegen müssen. Die Vorteile der Stroheinstreu würden sonst ins Gegenteil gekehrt.

3.6.3.1 Spezialestriche

Spezialestriche werden als Ein- und Zweischichtestriche eingebaut.
Einschichtestriche werden in einer Dicke von 2 bis 8 cm auf den noch frischen Unterbeton verlegt. Bei der Verarbeitung ist darauf zu achten, daß die Oberfläche griffig wird. KOLLER et al. (1979) empfehlen, die Oberfläche nach dem Abziehen mit dem Glättebrett mit einem rauhen Handfeger zu betupfen.
Zweischichtestriche bestehen aus einer Dämm- und einer Nutzschicht. Die Dämmschicht besteht aus einer 4 bis 5 cm dicken Schicht aus Dämmbeton. Bevor dieser abbindet, muß auf ihn die 2 cm dicke Nutzschicht aufgetragen werden, damit sich beide Schichten gut miteinander verbinden. Hinsichtlich der Oberflächenqualität der Nutzschicht ist genauso zu verfahren wie bei der Einschichtmethode.
Der Unterschied zwischen diesen beiden Methoden ist in der unterschiedlichen Wärmeleitfähigkeit des verwendeten Materials zu suchen, also in den unterschiedlichen Wärmedämmeigenschaften.
Beiden Methoden haftet jedoch der Nachteil an, daß die Oberfläche im Laufe der Zeit glatt und rutschig wird, vor allem dann, wenn der Einbau nicht mit der gebotenen Sorgfalt erfolgt.

3.6.3.2 Stallbodenplatten

Sie werden wie die Spezialestriche als Einschicht- und als Zweischichtplatten auf dem Markt angeboten. Die Zweischichtplatte besteht ebenfalls aus einer Dämm- und einer Nutzschicht. Stallbodenplatten sind zumeist zementgebunden.
Durch die maschinelle Fertigung (Verdichtung) erhalten die Platten ein Oberflächengefüge, das normalen Belastungen gut widersteht. Nach KOLLER et al. (1979) ist die Gefahr einer zunehmenden Rutschigkeit bei diesem Bodenbelag gering.

3.6.3.3 Gußasphalt

Bei der Verwendung von Gußasphalt ist darauf zu achten, daß die verwendeten Materialien keine Teerbestandteile enthalten, denn diese sind gesundheitsschädlich.
Gußasphalt wird in der Regel, je nach Beanspruchung, in einer Stärke von 25 bis 30 mm aufgetragen. Um die Oberfläche rutschfest zu gestalten, ist es ratsam, sie mit Quarzsand (Körnung bis 1 mm) abzustreuen.
Ein Vorteil dieses Materials liegt in der Widerstandsfähigkeit gegen Säuren und Wasser.

3.6.4 Einstreulose Haltung

Als Ersatz für die Einstreu kommen vor allem elastische Bodenbeläge aus Gummi und PVC in Betracht (LASSON und BOXBERGER, 1976). An diese werden jedoch von den Kühen, wie bereits erwähnt, sehr gegensätzliche Anforderungen gestellt. Diese Anforderungen können nur schwer realisiert werden, wenn sie gleichzeitig wirtschaftlich sinnvoll sein sollen.
Die in der Praxis üblichen Gummimatten besitzen eine Dicke von ca. 20 mm.
Eine Längsrillung in Richtung Standgefälle bringt Hygienevorteile. Zu tief gerillte oder erhabene Profile kehren diesen Vorteil ins Gegenteil um und erschweren die Sauberhaltung des Standes. Sie können aber auch zu Druckstellen und Verletzungen führen.
Um die Anforderungen an die Oberflächenverformbarkeit und die Wärmedämmung zu gewährleisten, schlägt BOXBERGER (1982) zusätzliche Einstreu von kurz gehäckseltem Stroh oder Strohmehl vor. Die Flüssigmistbereitung wird dadurch nicht beeinträchtigt.
Strohlose Aufstallung birgt jedoch grundsätzlich viele Nachteile für das Tier in sich.
So berichtet KNECEVIC (1971) von Aufliegeschäden im Bereich der Gliedmaße, aus denen sich Entzündungen der Gelenke und Sehnenscheiden entwickeln können, als Folge von harten, feuchten, mit Kot und Harn beschmutzten Liegeflächen.
Die Gefahr, daß bei strohloser und strohharmer Aufstallung Trittverletzungen am Euter und an den Gliedmaßen auftreten, ist ebenfalls groß.

3.7 Das Standende

Unter diesem Punkt sollen sowohl der Kurzstand mit Kotstufe als auch der Kurzstand mit Gitterrost besprochen werden.
Bei beiden Formen des Kurzstandes kommt es besonders in diesem Bereich zu haltungsbedingten Krankheiten und Schäden, wobei meist die zu knapp bemessene Standlänge und Mängel im Übergang zum Kotgraben bzw. Gitterrost als häufigste Ursache anzusehen sind.
Bei zu knapp bemessenem Standplatz, zu lockerer Anbindung oder um dem Kuhtrainer auszuweichen, treten die Kühe mitunter in den tiefergelegenen Kotgraben zurück; Ballenentzündungen und Klauensohlengeschwüre, die durch Überlastung und Feuchtigkeitseinwirkung enstehen, können die Folge sein.
KNECEVIC (1971) berichtet von Quetschungen, Blutungen und Entzündungen der Matrix und des Ballenpolsters an den Hinterextremitäten bei Kurzständen mit Kotstufe.

In einer einjährigen Untersuchung in 28 Gitterroststallen in der DDR mit insgesamt 4200 Kühen, die von HEYDRICH et al. (1968) vorgelegt wurde, sind Sohlengeschwüre an den Klauen, Steingallen, Rillenbildung an den Sohlen und Seitenwänden besonders bei unzweckmäßig ausgebildeten Kotrosten und zu harten und rauhen Liegeflächen festgestellt worden. Weiterhin kam es auf hartem oder durch Kot und Harn verschmutztem, feuchtem Boden zu Aufliegeschäden an den distalen Gelenken und an den Oberschenkeln.

SÖLCH (1975) fand bei vergleichenden Untersuchungen von 275 Betrieben mit zusammen 7960 Milchkühen eine deutliche Beziehung zwischen der Verletzungsgefahr der Kühe und der Aufstallungsart heraus, denn es traten auf dem Kurzstand mit Gitterrost weitaus die meisten Euterverletzungen auf.

3.7.1 Kurzstand mit Gitterrost

Grundsätzlich ist beim Kurzstand mit Gitterrost darauf zu achten, daß der Übergang von Liegeplatz zum Gitterrost, besonders bei den kurzen Ausführungen ohne Kuhtrainer, planeben und kantenfrei ist.

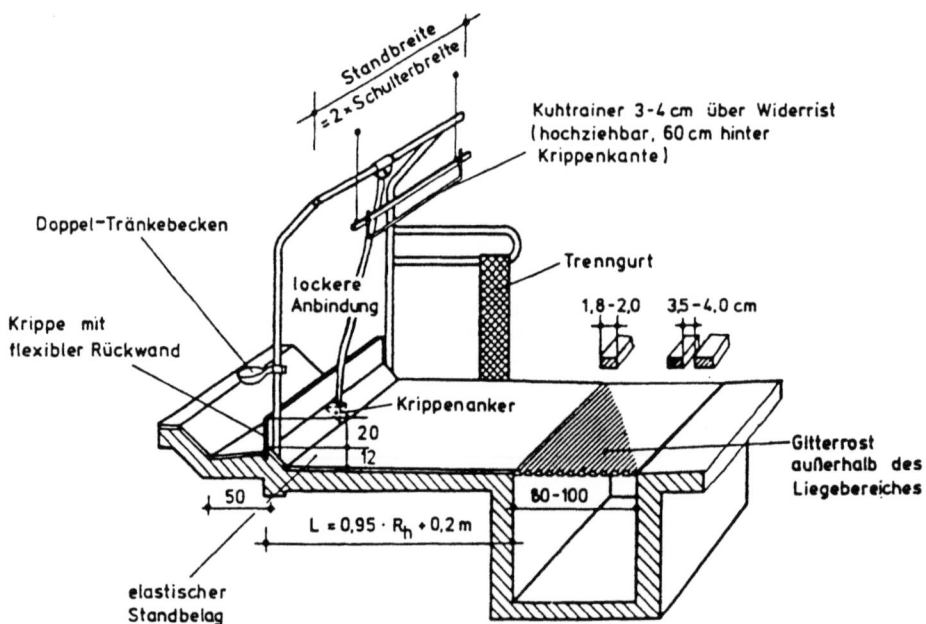

Abbildung 27:   Einrichtungen und Maße des Kurzstandes mit Gitterrost für Milchkühe (BOXBERGER, 1982)

An die Gitterroste sind folgende Anforderungen zu stellen:

- gute Durchlässigkeit und dadurch geringes Kot und Harnspritzen
- Trittsicherheit
- geringe Punktbelastung an den Klauen
- Vermeidung von aufstallungsbedingten Schäden an Sprunggelenke und Euter
(KOLLER et al., 1979)

KOLLER et al. (1979) schlagen deshalb die Benutzung von Kombirosten vor, die Stäbe mit unterschiedlichen Breiten aufweisen. Hierbei sind standseitig im ersten Drittel Stäbe mit 3,5 bis 4,0 cm Auftrittsbreite mit ebenso breiten Durchlaßspalten kombiniert. Danach folgen Profilstäbe mit 1,5 und 2,0 cm Auftrittsbreite bei gleichen Abständen wie zuvor (3,5 bis 4,0 cm).
Nach EICHHORN und KONRAD (1985) wird die Punktbelastung der Klauen dadurch spürbar verringert, der Nachteil des geringeren Kotdurchganges fällt dagegen nicht ins Gewicht.
Durch die Berechnung der Standlänge nach der WANDER'schen Formel ist gewährleistet, daß der Gitterrost außerhalb des Liegebereiches montiert ist.
Allerdings bezieht BOXBERGER (1982) in seine Kurzstandkonstruktion einen Kuhtrainer mit ein, dessen Tiergerechtheit sehr umstritten ist (siehe Kapitel 3.8).
JAKOB und OSWALD (1986) schlagen für die Gestaltung des hinteren Ende des Kurzstandes mit Gitterrost einen Absatz vor. Die Kuh stehe nur ungern auf dem Gitterrost; der Absatz ermögliche es der Kuh, das Ende des Standes abzutasten. Gleichzeitig biete er einen gewissen Spritzschutz. Wegen der Verletzungsgefahr sollte er allerdings nicht hoch sein. Die beiden Autoren schlagen eine Absatzhöhe von 6 bis 10 cm bei Flüssigmistkanälen vor. Hierbei ist jedoch besonders darauf zu achten, daß der Absatz nicht in den Liegebereich der Kühe hineinragt, d.h er darf nur bei ausreichend bemessener Lagerlänge in das Kurzstandsystem integriert werden.
Als Ergänzung zur Gitterrostproblematik möchte ich an dieser Stelle anmerken, daß KOLLER et al. (1975) in einem richtig dimensionierten Kurzstand mit Gitterrost nur bei 4% der Kühe Zitzenverletzungen fanden. Das waren nur wenig mehr als man im Mittellangstand und im Liegeboxenlaufstall fand. Allerdings waren diese Verletzungen hier in der Regel schwerwiegender. Zudem ist davon auszugehen, daß es sich bei den Versuchsställen der Landesanstalt für Tierzucht in Grub, in denen diese Untersuchungen durchgeführt worden sind, um Ställe mit optimaler Tierbetreuung handelt. Die erzielten Ergebnisse besitzen deshalb meiner Ansicht nach nur eine theoretische Aussagekraft und sind somit nicht unbedingt auf die Praxis der Milchviehhaltung zu übertragen.
So bezeichnet GROTH (1985) den Kurzstand mit Gitterrost als die Haltungsform, bei der die meisten Verletzungen des Euters und der Zitzen zu verzeichnen sind.

3.7.2 Kurzstand mit Kotstufe

Im Gegensatz zur Gitterrostaufstallung kann der Kurzstand mit Kotstufe mit reichlich Einstreu betrieben werden, was von vorneherein schon als positiver Aspekt zu bewerten ist.

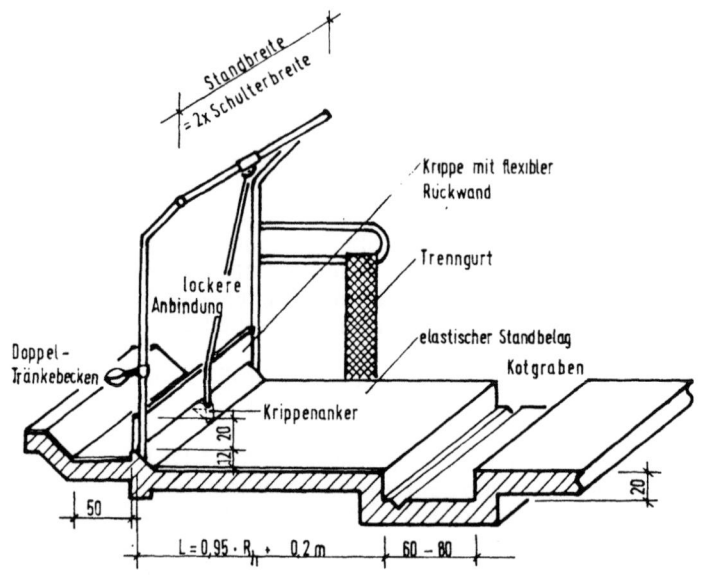

Abbildung 28: Kurzstand mit Kotstufe und Senkrechtanbindung, ohne Kuhtrainer (modifizierte Variante - Grundkonstruktion BOXBERGER, 1982)

Neben der ausreichend bemessenen Standlänge bei Kurzständen mit Kotstufe ist die Tiefe der Kotstufe als kritischer Punkt anzusehen.
Zu niedrige Kotstufen verleiten die Kuh zum Stehen im Graben. Es kann dadurch zu Überlastungen der Hinterhand und, durch das feuchte Milieu, zum Aufweichen der Klauen kommen.
Zu hohe Kotstufen erhöhen die Unfallgefahr, vor allem beim Ein- und Ausstallen. Bewährt haben sich Stufenmaße von 15 bis 25 cm. Eine großzügig bemessene Stand- und Liegefläche führt ohne Kuhtrainer sicherlich zu Problemen hinsichtlich der Standsauberkeit. Die daraus resultierenden Beeinträchtigungen der Tiere sind jedoch mit einem entsprechend höheren Arbeitsaufwand und Stroheinstreu zu bewältigen.
KOLLER et al. (1979) bezeichnen diese Form des Kurzstandes als geeignet für Rindviehhalter, die eine besonders tierfreundliche Lösung suchen.
Auch hier entsteht wieder ein Konflikt zwischen der betriebswirtschaftlichen Rentabilität und der Tiergerechtheit eines Haltungssystems. Viele Betriebe können es sich nicht leisten, einen höheren Arbeitsaufwand für die Sauberhaltung des Standes zu erbringen oder sind nicht bereit dazu, das im Haltungssystem Kurzstand zu ermöglichende Maß an Tiergerechtheit zu verwirklichen. Diese Tatsache muß man zur Kenntnis nehmen und kann nur hoffen, daß in Zukunft die Einsicht dazu führen wird, daß das moralisch und ethisch begründete, übergeordnete Ziel der Tiergerechtheit, das sogar im Tierschutzgesetz formuliert ist, nicht mehr an der Latte des betriebswirtschaftlichen Erfolges gemessen werden muß.

3.8 Der Kuhtrainer

Zur besseren Sauberhaltung des Kurzstandes wird häufig der sogenannte Kuhtrainer verwendet (Abb. 29), eine nicht unumstrittene Zusatzeinrichtung.
Nach JAKOB und OSWALD (1986) stellt der Kuhtrainer gewissermaßen den Preis dar, den die Kuh für komfortablere Lagerlänge und großzügigere Anbindung zu zahlen hat.

3.8.1 Funktionsweise

Gesunde Kühe krümmen beim Koten und Harnen ihren Rücken. Stehen die Kühe dabei so weit vorne, daß sie beim Koten oder Harnen den Standplatz beschmutzen würden, berühren sie beim Krümmen des Rückens einen Elektrobügel und erhalten dabei einen elektrischen Schlag.

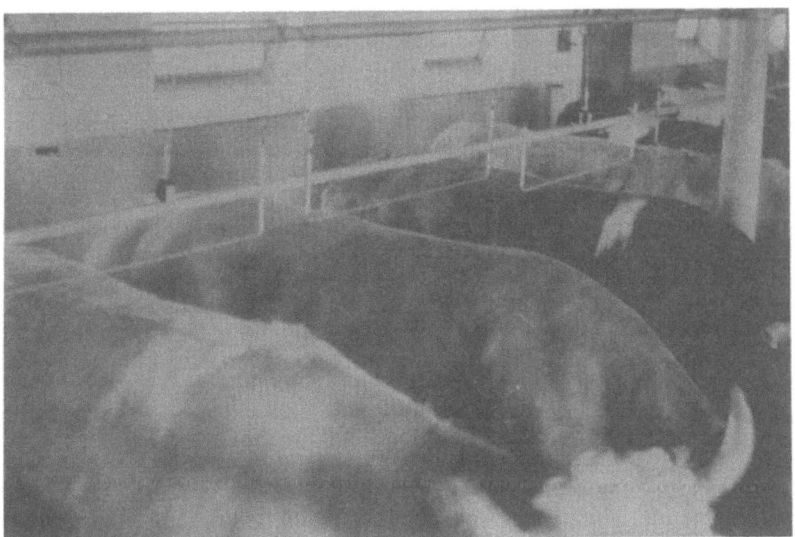

Abbildung 29:   Der Kuhtrainer

Durch den Kuhtrainer wird die Kuh dazu veranlaßt, zum Koten und Harnen so weit zurückzutreten, bis sie den Rücken krümmen kann, ohne den Kuhtrainer zu berühren.

3.8.2 Zur Problematik des Kuhtrainers

Bei der Anwendung des Kuhtrainers ist unbedingt darauf zu achten, daß er in angemessener Höhe über dem Rücken der Kuh angebracht wird. Sowohl KOLLER et al. (1979) als auch EICHHORN und KONRAD (1985) nennen als angemessenes Maß einen Abstand zwischen Rücken und Elektrobügel von 4 bis 6 cm.
JAKOB und OSWALD (1986) empfehlen einen Abstand von mindestens 5 cm.
Von verschiedenen Autoren (JAKOB und OSWALD, 1986; KOHLI, 1987a) wird jedoch darauf hingewiesen, daß bis zu 80 % der elektrischen Schläge nicht im Zusammenhang mit Koten und Harnen, sondern beim Lecken, bei der Abwehr von Insekten, dem Fressen, nach dem Aufstehen sowie im Zusammenhang mit sozialen Auseinandersetzungen oder dem Brunstverhalten stattfinden.
Deshalb sollte jeder Landwirt, der annimmt, ohne Kuhtrainer nicht auskommen zu können, in seinem Betrieb die minimale Einschaltdauer ermitteln, welche die Verschmutzung der Tiere noch befriedigend verhindert.

Nach den Richtlinien des SCHWEIZER BUNDESAMTES FÜR VETERINÄRWESEN (1986) für die Haltung von Rindvieh werden an Kuhtrainer folgende Anforderungen gestellt:
Kuhtrainer sollen:

- nur bei Lagerlängen von 185 cm und mehr eingerichtet werden
- beim Einzeltier so eingestellt werden, daß der Abstand zwischen Widerrist und Kuhtrainer 5 cm nicht unterschreitet
- schonend eingesetzt und wenn möglich nur periodisch eingeschaltet werden
- nur mit Netzgeräten verwendet werden, die für Kuhtrainer bestimmt sind. Der Anschluß an Elektrozaungeräte ist abzulehnen, da die Stromstärke zu hoch ist.

Der Einsatz von Kuhtrainern erscheint jedoch aus tierschützerischer Sicht wegen mehrerer Gründe problematisch.
So fand EYRICH (1988) bei einer Untersuchung über den Einfluß des Kuhtrainers auf die Brunst von Milchkühen, die er an 182 Kühen in 20 Betrieben vornahm, heraus, daß das Brunstgeschehen in der Herde durch den Kuhtrainer erheblich beeinflußt wird. Es stellte sich heraus, daß das Auftreten von Brunstmerkmalen bei Kühen, die unter dem Kuhtrainer standen um 46% reduziert und auch ihr Ausprägungsgrad schwächer war. Gleichzeitig erhöhte sich die Anzahl der Kühe mit stiller Brunst; Fehlbesamungen traten doppelt so viel auf. Auch erfolgte der Wiederbeginn der Ovarfunktion nach der Geburt bei den Kühen unter dem Kuhtrainer um eine Woche später. Aufgrund seiner Untersuchungen kommt EYRICH zu dem Schluß, daß der Kuhtrainer Schadensvermeidung und Bedarfsdeckung verhindert und somit nicht mit den Forderungen des Tierschutzgesetzes in Einklang zu bringen ist.
KOHLI (1987a) konnte nachweisen, daß Verhaltensweisen verschiedener Funktionskreise bei der stehenden Kuh dauerhaft eingeschränkt sind. Aufgrund der häufigen Kontakte bei Verhaltensabläufen, die nicht im Zusammenhang mit Koten und Harnen stehen, reduzieren Kühe bestimmte Verhaltensweisen, die mit dem Krümmen des Rückens verbunden sind, wie z.B. das Rückenlecken, was zu mangelhafter Bedarfsdeckung führt. Die Kuh selbst "wertet" diese erzwungene Einschränkung als Verschlechterung der Liegeplatzqualität.
Zum anderen sind Kühe offenbar in der Lage, ihre Bewegungen an die Position des Bügels anzupassen; eine 100 %ige Sauberkeit des Standes ist also nicht zu erreichen. Es besteht somit die Gefahr, daß der Betreuer den Bügel tiefer stellt, damit die Kuh trotzdem sauber bleibt. Die Gefahr des Mißbrauches ist also groß, zumal eine Kontrolle fast unmöglich ist.

Der Kuhtrainer birgt jedoch auch einige Vorteile in sich, die nicht von der Hand zu weisen sind:
Den Kühen können längere Stände zur Verfügung gestellt werden, die ohne Kuhtrainer feucht und schmutzig würden; feuchte und schmutzige Lager fördern aber Verletzungen und Infektionen vor allem an Euter und Beinen. Durch die Verwendung eines Kuhtrainers kann der Gitterrost aus dem Liegebereich ausgegliedert werden (KOHLI, 1987a).

Trotzdem ist der Kuhtrainer in einem Haltungssystem, das möglichst tiergerecht sein soll, nach meinem Dafürhalten abzulehnen, da die Nachteile, die dem Tier hierdurch entstehen zu schwerwiegend sind.
Entschließt sich ein Milchviehhalter, Kuhtrainer in seiner Stallanlage zu verwenden, nimmt er damit eine zusätzliche Verantwortung für das Tier auf sich.
Der Einsatz von Kuhtrainern erfordert eine unbedingt sach- und fachgemäße Anwendung der Betriebsvorschriften. Unsachgemäßer Einsatz von Kuhtrainern kann zur Tierquälerei werden. Prinzipiell muß sich jeder Tierhalter, wenn er vor der Entscheidung steht, den Kuhtrainer in seiner Stallanlage zu installieren, darüber im Klaren sein, daß er sich hinsichtlich der Tiergerechtheit seines Haltungssystems auf einem schmalen Grat bewegt.
Kuhtrainer müssen dauernd auf ihre richtige Funktion hin überprüft und gegebenenfalls neu eingestellt werden, rindernden Kühen ist er auszustellen, genau wie bei allen Arbeiten am Tier.
Durch die hohen Anforderungen, die der Kuhtrainer an den Tierhalter stellt, und durch die Verantwortung, die er ihm aufbürdet, werden wohl sehr viele Tierhalter in Anbindeställen zeitlich, arbeitszeitbedingt und auch managementbedingt überfordert sein, den Kuhtrainer vorschriftsmäßig anzuwenden.

3.9 Zusammenfassende Diskussion

In dem vorangegangenen Kapitel wurden die Einzelheiten, die die Gesamtheit des Kurzstandes ausmachen, ausführlich behandelt.
Angefangen bei der grundsätzlichen Frage, wie groß die Standfläche sein muß, wurde der Kurzstand anhand verschiedener Positionen, die in der Literatur vertreten werden, abgehandelt.
Die verschiedenen Möglichkeiten der Freßplatzgestaltung sowie der Krippenformen wurden diskutiert, wobei die Krippenformen nach BOXBERGER (1982) und METZNER (1976) als die geeignetsten Formen für eine möglichst tiergerechte Haltung im Kurzstand herausgestellt wurden.
Die vorgestellten Anbindevorrichtungen können bei richtiger Handhabung alle als geeignet angesehen werden.
Es wurde auch sichtbar, daß der einstreulos betriebene Kurzstand mit Gitterrost die eingestreute, althergebrachte Variante hinsichtlich der Tiergerechtheit nicht ersetzen kann.
Der Kuhtrainer wird in der Literatur sehr unterschiedlich bewertet. Sein Einsatz bringt gewiß einen bestimmten Vorteil für die Kuh im Kurzstand: Die Standlänge kann dadurch verlängert werden, ohne daß die Verschmutzung des Standes zunimmt, was auf den ersten Blick eine Erhöhung des Komforts für die Kuh bedeuten kann.
Um eine tiergerechte Haltung im Anbindesystem Kurzstand zu ermöglichen, ist vom Kuhtrainer jedoch abzuraten. Die Nachteile für die Kuh durch häufige Kontakte sind schwerwiegend. Außerdem ist eine verantwortungsbewußte Handhabung schwierig sicherzustellen und Mißbrauch und Nachlässigkeit sind nicht zu überprüfen.

Somit stellt nach meinem Dafürhalten die Form des Kurzstandes in Abbildung 28 mit Kotstufe und ohne Kuhtrainer einen Kompromiß dar, der den Anforderungen nach einer möglichst tiergerechten Haltung im Kurzstand am nächsten kommt. Das Zustandekommen der Einzelkriterien wurde in den jeweiligen Kapiteln ausführlich diskutiert.

Der Kurzstand stellt in seiner Gesamtheit eine funktionelle Einheit dar. WANDER (1971):

- "Die Kuh soll bei der Fütterung direkt vor der Krippe stehen, damit sie in bequemer, physiologischer Stellung fressen kann;
- beim Liegen soll sie von der Krippe einigen Abstand haben, damit ihr für das Aufstehen die nötige Bewegungsfreiheit bleibt;
- beim Stehen muß die Kuh der hinteren Kotkante so nah sein, daß Kot und Harn in den offenen bzw. überdeckten Kotgraben gelangen;
- zu weit zurück soll sie auch nicht liegen, damit Beckengürtel und Euter noch auf den planbefestigten Flächen Platz finden".

Der Kurzstand ist also ein Haltungssystem, das auf Perfektion ausgelegt ist, sowohl in der baulichen Ausführung als auch in seiner Handhabung. Je weniger schadensträchtige Bestandteile wie Kuhtrainer und Gitterrost in ihm integriert sind, desto mehr kommt er den Anforderungen, die die Kuh an ihn stellt, entgegen, desto weniger Fehler können in seiner baulichen Ausführung und Handhabung gemacht werden.
Die in Abbildung 28 angeführte Kurzstandausführung ist allerdings kein Garant dafür, daß keine Techno- und Ethopathien auftreten können. Ich sehe sie lediglich, innerhalb des Systems Kurzstand, als einen vertretbaren Kompromiß an.

4   DER BOXENLAUFSTALL

Die Entwicklung der Milchviehhaltungssysteme ist seit dem 2. Weltkrieg vor allem durch die Mechanisierung der einzelnen Stallbereiche gekennzeichnet.
Ein Ergebnis dieser Entwicklung ist der Liegeboxenlaufstall. Sein Einzug in die Praxis der Milchviehhaltung vollzog sich über die Veränderung bestehender Einraumlaufställe durch die Einschränkung der Bewegungsfreiheit der Tiere. Es entstand daraus ein Haltungssystem mit verbesserten Verfahrensabläufen und günstigerem Ablauf der Routinearbeiten.
Unter allen Laufstallformen hat der Liegeboxenlaufstall die weiteste Verbreitung gefunden. Er gestattet, im Vergleich mit älteren Haltungsverfahren, durch den Wegfall einiger Arbeitsgänge und der Automatisierung anderer, die Versorgung einer größeren Anzahl von Tieren bei geringerem Arbeitsaufwand pro Tier (KÄMMER und TSCHANZ,1985). Er verbindet jedoch auch arbeitswirtschaftliche Vereinfachungen bei geringem Investitionsaufwand mit günstigen Haltungsbedingungen für die Tiere.
Ethische und wirtschaftliche Gründe drängen nach Stallbauanlagen, die sowohl der ökonomischen Zielsetzung des Tierhalters entsprechen als auch den Tieren ermöglichen, sich mit ihrer vom Menschen geschaffenen Umwelt auseinanderzusetzen, ohne Schaden zu nehmen. Wie diese Auseinandersetzung verläuft, wird einerseits durch die Art der Tätigkeit der Tiere (Fressen, Umherlaufen, Abliegen, Aufstehen, sich Putzen, soziale Kontakte Aufnehmen u.a.m.) und andererseits durch die zur Verfügung stehenden Stalleinrichtungen bestimmt. Deshalb muß für jede Tätigkeit und jede Stelle des Raumes, an der sie auftritt, gesondert geprüft werden, inwieweit Stallgestaltung und Bedürfnisse der Tiere einander entsprechen (WANDER, 1971; ZEEB, 1985;).
ZEEB (1985) zeigt anhand einer Abbildung die Verflechtung von Funktionskreisen des Verhaltens und den Verfahrensbereichen der Haltungstechnik (Abb.30):

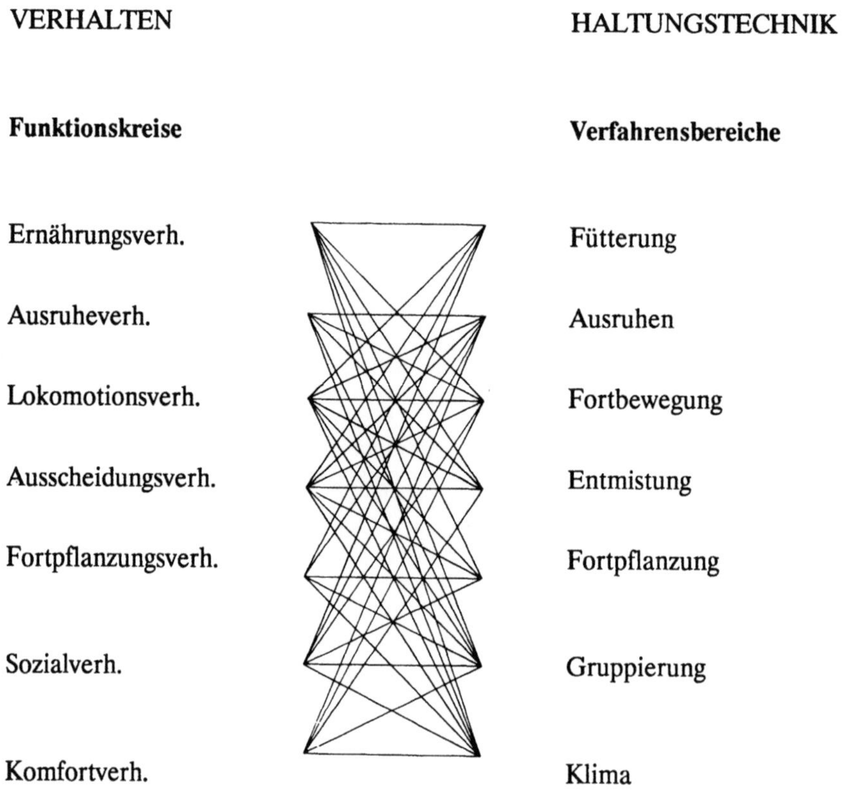

VERHALTEN	HALTUNGSTECHNIK
Funktionskreise	**Verfahrensbereiche**
Ernährungsverh.	Fütterung
Ausruheverh.	Ausruhen
Lokomotionsverh.	Fortbewegung
Ausscheidungsverh.	Entmistung
Fortpflanzungsverh.	Fortpflanzung
Sozialverh.	Gruppierung
Komfortverh.	Klima

Abbildung 30: Die Verflechtung von Funktionskreisen des Verhaltens mit den Verfahrensbereichen der Haltungstechnik (ZEEB, 1985)

In den folgenden Kapiteln wird davon ausgegangen, daß sich die verschiedenen Funktionskreise und Verfahrensbereiche nach ZEEB (1985) in drei große Bereiche zusammenfassen lassen, wobei der oben genannten Verflechtung Rechnung getragen wird.

Im einzelnen sind dies :
- der Freßbereich
- der Liegebereich und
- der Laufbereich

Der Vollständigkeit halber müßte an dieser Stelle auch der Melkbereich genannt werden. In dieser Arbeit wird dieser jedoch absichtlich ausgeklammert; nicht etwa weil dort keine haltungsbedingten Techno- und Ethopathien auftreten können, sondern weil man in dieser Arbeit dem Melkbereich wegen seines Umfangs in seiner Gesamtheit nicht gerecht werden könnte.

Im Vorfeld der Betrachtungen möchte ich jedoch erst einen kleinen Einblick in die Grundlagen des Tierverhaltens geben. Kenntnisse darüber sind insbesondere im Boxenlaufstall erforderlich, da sich die Kühe in diesem Stallsystem vielfältig in ihrer

Umgebung verhalten können, wodurch eine völlig andere Situation als im Anbindestall gegeben ist.
Überhaupt hat die tierhalterische Qualifikation des Tierbetreuers eine entscheidende Bedeutung für das Funktionieren eines Stallsystemes. So konnte BOCK (1989) mit Hilfe einer Methode zur Quantifizierung der Fähigkeiten des Betreuungspersonals feststellen, daß Ereignisse wie das gegenseitige Verdrängen der Kühe am Freßplatz und die Anzahl ausgleitender Kühe bei Betriebsleitern mit geringer Qualifikation doppelt so hoch waren wie bei den besser qualifizierten. Kriterien für die Qualifikation waren der Umgang mit dem Vieh, der Pflegezustand der Tiere, der Zustand der Verfahrensbereiche, die Handhabung der Fütterung und die Handhabung der Haltungstechnik (ZEEB, 1989).
Molz (1989) konnte nach der genannten Methode feststellen, daß Schäden wie Schwellungen, Lahmheiten und Klauenerkrankungen in schlechter geführten Betrieben etwa doppelt so häufig anzutreffen waren wie in den besseren. Diese Untersuchungsergebnisse zeigen einmal mehr, wie wichtig Kenntnisse über das Tierverhalten und verantwortungsvolles Manangement, Grundlage für eine tiergerechte Milchviehhaltung sind.

4.1 Tierverhalten

Die freie Beweglichkeit der Tiere stellt hinsichtlich der Tierbeobachtung an den Menschen größere Anforderungen und bedeutet für das Tier selbst eine völlig andere Situation als der Anbindestall.
Im Laufstall bedürfen insbesondere die Funktionskreise Fortbewegung, Sozialverhalten und Feindvermeidung einer näheren Betrachtung. Beim angebundenen Tier bleiben diese Verhaltensmerkmale im Hintergrund; bei freier Bewegungsmöglichkeit im Boxenlaufstall dienen sie jedoch der unvermeidbaren Erstellung der Rangordnung, ohne die keine tierische Gruppe existieren kann (ZEEB, 1970).
Im Rahmen der Rangauseinandersetzungen treten bei der Laufstallhaltung die Interaktionen im Bereich der Aggressivität in den Vordergrund, weil sie auch Auswirkungen auf die Stallruhe, Streßbelastung und Leistungsfähigkeit der Tiere haben. Die Haltung der Tiere auf engem Raum bringt hierbei Probleme mit sich. Die Rangordnung innerhalb der Herde ist nämlich nie starr. Sie wird, bedingt durch Neuzugänge und Reifeprozesse von Einzeltieren, immer wieder neu geklärt.
Gleichzeitig verlangt die soziale Struktur innerhalb der Herde gewisse Ausweichdistanzen zwischen ranghöheren und rangtieferen Tieren. Auf der Weide ist diese Distanz ohne weiteres einzuhalten. Das ranghöhere Tier droht, das rangniedere hat genügend Platz um auszuweichen. Es sucht dann sein Futter an einer anderen Stelle, wo es ebenfalls genügend finden wird.
Bedingt durch die Einführung von räumlich begrenzten Laufställen können bei Rindern als Folge von Rangstreitigkeiten Verletzungen auftreten (SAMBRAUS, 1978).
In einem zu dicht belegten Laufstall können unterlegene Kühe die erforderliche Ausweichdistanz nicht einhalten, weil sie durch andere Tiere oder stallbauliche Hindernisse daran gehindert werden. Das ranghöhere Tier fühlt sich dadurch provoziert und reagiert mit gesteigerter Aggressivität. Eine Angriffshemmung existiert in derartigen Situationen nicht, so daß das unterlegene Tier dem ranghöheren schutzlos ausgeliefert ist (PORZIG, 1969).
Die durch die Rangauseinandersetzungen auftretenden Verletzungen sind jedoch nur zum Teil auf eine direkte Kampftätigkeit zurückzuführen, sie können auch durch entstehende Panik beim flüchtenden Tier entstanden sein. SAMBRAUS (1978) berichtet, daß es gelegentlich vorkommt, daß Kühe auf dem schlüpfrigen Stallboden ausrutschen, Absperrungen überspringen oder versuchen, sich zwischen Bauteilen hindurchzuzwängen und sich dadurch Verletzungen zuziehen. Der Tierhalter hat jedoch verschiedene

Möglichkeiten an der Hand, die Aggressivität im Laufstall zu verringern. In den folgenden Kapiteln sollen zwei dieser Maßnahmen diskutiert werden.

4.2 Maßnahmen zur Verringerung der Aggressivität

Im folgenden sollen die Enthornung und verschiedene Maßnahmen des Herdenmanagements als Möglichkeiten diskutiert werden, die die Aggressivität im Laufstall verringern oder deren Auswirkungen mildern helfen können.

4.2.1 Enthornung

Der Laufstall ermöglicht den Tieren die Bildung sozialer Gruppen. Die im Laufstall zur Verfügung stehende Fläche ist jedoch begrenzt; insofern entstehen besonders bei behornten Tieren Schwierigkeiten, die notwendigen Individualdistanzen einzuhalten. Nach SAMBRAUS (1984) ist zur Einhaltung der Ausweichdistanz ein Platzbedarf von mindestens 7 m^2 pro Tier zu berechnen.
Aus ökonomischen Gründen will man in Laufställen aber eine möglichst hohe Besatzdichte erreichen. Den Konflikt, welcher sich daraus ergibt, versucht man in der Praxis zu umgehen, indem die Tiere enthornt werden. Hierbei wird davon ausgegangen, daß die durch die räumliche Einengung entstehenden vermehrten Aggressionen weniger scharf verlaufen und es dadurch zu weniger Verletzungen oder gar Todesfällen kommt; zum anderen sollen die Tiere ruhiger sein. Letztendlich wird davon ausgegangen, daß durch die Enthornung der Tiere ein Kompromiß erzielt werden kann, der es ermöglicht, die ökonomische Zielsetzung bei gleichzeitig wenigen schadensträchtigen Rangauseinandersetzungen zu erreichen.
Gegner der Enthornung stellen diesen Ansatz in Frage. Sie gehen davon aus, daß die Herde gerade durch die Enthornung unruhiger würde, da die soziale Struktur instabil werde, es also zu vermehrten Rangauseinandersetzungen komme. Auch die ökonomische Zielsetzung wird kritisiert; durch die Entwaffnung würden bei den Kühen Angstgefühle hervorgerufen, die Kühe würden weniger fressen und die Leistung könne sinken.
Nach Untersuchungen von GRAF (1974) halten sich enthornte Kühe näher beieinander auf, wodurch die Ausweichdistanz öfter unterschritten wird. Dies führe dazu, daß Auseinandersetzungen zwischen enthornten Tieren viel häufiger auftreten. Gleichzeitig müßten enthornte Tiere viel energischer vorgehen um sich durchzusetzen.
OESTER (1975) kommt bei Untersuchungen im Tiefstreulaufstall zu anderen Ergebnissen. Er beobachtete, daß sich die Kühe nach der Enthornung ruhiger verhielten und auch die Zahl der Auseinandersetzungen abnahm.
Bei der Enthornung von Rindern handelt es sich um die Behandlung eines Symptoms, nicht aber um die Beseitigung der Ursachen des Problems. Die Enthornung kann der Auseinandersetzung nur die Schärfe nehmen, das Hauptübel aber bleibt, denn in jeder Gruppe entstehen soziale Auseinandersetzungen (ZEEB, 1970a).
Um das Problem an seiner Hauptursache angehen zu können, muß ein anderer Ansatz verfolgt werden. Nicht die Anpassung der Tiere an die Haltungsumgebung durch operative Manipulation, sondern die Entwicklung adäquater Stallsysteme, die es erlauben die Enthornung zu umgehen, muß die Zielsetzung sein.
Der Boxenlaufstall erscheint hierfür geeigneter als der Tiefstreulaufstall, da den Tieren durch die Innenstrukturen (z.B. Boxen) ermöglicht wird, sich dem Sichtfeld der anderen zu

entziehen (OESTER, 1978). Die Wissenschaft ist also gefordert, Haltungssysteme zu entwickeln, die es ermöglichen, Milchvieh in Laufställen zu halten, ohne solche Manipulationen vornehmen zu müssen.

4.2.2 Herdenmanagement

Der Tierhalter sollte versuchen, die größtmögliche soziale Stabilität in der Herde zu erreichen,um die sozialen Auseinandersetzungen auf ein Mindestmaß zu beschränken.
Eine wesentliche Voraussetzung zur Verminderung sozialer Spannungen ist die Gestaltung günstiger Gruppengrößen sowie die Stabilität der Herdenstruktur.
PORZIG (1980) und REINHARDT (1976) sehen in der Zerstörung der Gruppenstruktur eine der stärksten Ursachen für Streß und Verhaltensstörungen. Ebenso stellt das Umstellen von einer Leistungsgruppe in die andere oder von Kühen aus dem Abkalbestall in den Laufstall einen wesentlichen Instabilitätsfaktor dar (PORZIG, 1980).
Nach SAMBRAUS (1978) können sich die einzelnen Tiere bis zu einer Gruppengröße von mindestens 70 Tieren noch individuell erkennen.
Die Ansichten über sinnvolle Gruppengrößen sind in der Literatur jedoch nicht einheitlich. So spricht LAMB (1976) von Gruppengrößen bis zu 25 Tieren. PORZIG (1980) empfiehlt, nach Versuchen mit Färsen, Gruppengrößen mit maximal 15 Tieren. WANDER (1978) hingegen spricht von 30 bis 50 Tieren. Eine Beschränkung auf überschaubare Gruppengrößen zur Stützung der sozialen Herdenstabilität kann beispielsweise durch Bildung verschiedener Leistungsgruppen erzielt werden. Nach LAMB (1976) sollten solche Gruppen, auch um den Preis einer nicht optimalen Futterversorgung, möglichst selten umgestellt werden. Das Fütterungsproblem kann umgangen werden, indem z.B. Abrufautomaten zur Kraftfutterfütterung benutzt werden. Computergesteuert kann dann jede Kuh die ihr zugeteilte Ration am Abrufautomaten (z.B. Transponder) in mehreren Portionen aufnehmen. PORZIG und WENZEL (1969) empfehlen, anstelle von Einzeltieren mehrere Tiere umzustellen. In sehr großen Beständen sollten Gruppen mit gleichem Laktationsstadium gebildet und diese dann gemeinsam umgestellt werden (LAMB, 1976).
Um die Gruppenstruktur, zumindest bis zu einem gewissen Grad trotzdem noch aufrechtzuerhalten, sollte man dafür sorgen, daß die abgesonderten Tiere in Hör- und Sichtkontakt bleiben. ZEEB und ZIMMERMANN-MÜLLER (1971) bezeichnen dies als großen Vorteil, weil sich dadurch die abgesonderten Tiere nachher wieder ohne Schwierigkeiten in den Laufstall einfügen lassen.

4.2.3 Schlußfolgerungen

Nach ANDREAE et al. (1985) erfordert das Individual- und Ausweichdistanz-Bedürfnis des Rindes im Funktionskreis des Sozialverhaltens die Erfüllung folgender Bedingungen:

- Es muß genügend Raum für ein weitgehend kampffreies Funktionieren der sozialen Verständigung durch Drohen und Unterlegenheitsausdruck gewährleistet sein.
- Die Konkurrenzmöglichkeiten im Freß- und Ruhebereich müssen weitgehend vermindert werden.

Es gilt daher, Laufstallformen zu schaffen, bei denen die aggressiven Interaktionen weitgehend reduziert werden.
Dies läßt sich mit Hilfe optimaler Raumgrößen und vor allem durch eine Verteilung der verschiedenen Funktionsbereiche wie Nahrungsaufnahme, Ausruhen und Fortbewegung erreichen.
Die Laufstallstruktur muß also so beschaffen sein, daß ein Minimum an aggressiven Interaktionen für das Bestehen der hierarchischen Ordnung ausreicht (ZEEB, 1970). Selbstverständlich muß bei der Gestaltung eines Laufstalles außerdem auf die artspezifischen Bedürfnisse des Individuums in den genannten Funktionskreisen speziell Rücksicht genommen werden.

4.3 Der Freßbereich

Für die Gestaltung des Freßbereiches muß folgende Frage geklärt werden:
Wie kann man erreichen, daß jedes Tier gemäß seiner Leistung die entsprechende Menge Kraftfutter und Rauhfutter zu fressen bekommt, wenn die Möglichkeiten der individuellen Fütterung sehr beschränkt sind (METZ und MEKKING, 1977), ohne daß gleichzeitig die natürlichen Verhaltensabläufe gestört werden und es zusätzlich zu aggressiven Interaktionen kommt?
Der Freßbereich ist der soziale Brennpunkt im Boxenlaufstall. Hier treten die meisten Aggressionen auf.
Ranghohe Tiere beanspruchen das beste und frischeste Futter für sich und warten z.B. dort, wo die Fütterung beginnt. Rangniedere Tiere, die den begehrten Futterplatz blockieren, werden verdrängt; diese verdrängen dann ihrerseits wiederum rangniedere Tiere. Je tiefer ein Tier in der Rangfolge steht, desto häufiger wird es verdrängt, auch wenn für jedes Tier ein Freßplatz zur Verfügung steht (SAMBRAUS, 1971; ANDREAE und PASIERBSKI, 1973).
Nicht nur das Verdrängen vom Futterplatz und die dadurch entstehende Unruhe in der Herde stellt ein Problem dar, dazu kommt, daß die Futteraufnahme der rangniederen Tiere, die oft die leistungsstärksten in der Herde sind, eingeschränkt und ihre Leistung vermindert wird.
Nach SAMBRAUS (1978) verbringen rangniedere Tiere viel Zeit damit, einen freien Futterplatz zu finden; eine leistungsgerechte Fütterung ist dadurch natürlich erschwert.
Neben der Vermeidung von Aggressionen und der Verdrängung rangniederer Tiere vom Futterplatz muß jedoch auch der tiergerechten Gestaltung des Freßplatzes Rechnung getragen werden. Wie dies zu erreichen ist, wird in den nächsten Kapiteln behandelt werden.

4.3.1 Die bauliche Gestaltung des Freßbereiches

Der Freßbereich besteht aus dem Futtertisch, der Krippe, dem Freßgitter und dem zum Fressen erforderlichen Standplatz.
Der Standplatz zum Fressen läßt sich funktional nicht vom Laufbereich trennen; er wird daher bei der Behandlung des Laufbereiches mit aufgenommen.

4.3.1.1 Die Futterkrippe

Im Gegensatz zur Kurzstandkrippe, die voll zum Bewegungs- und Ruhebereich der Kühe gehört, muß bei der Futterkrippe im Liegeboxen-Laufstall kein Kompromiß aus Futteraufnahme, Fassungsvermögen und Freiraumansprüchen gemacht werden. Hier läßt sich die Krippe speziell an den Bedürfnissen des fressenden Tieres ausrichten, ohne daß das Fassungsvermögen eingeschränkt werden muß.
Die Krippenform für Liegeboxen-Laufställe weist daher gegenüber der Kurzstandkrippe einige Veränderungen auf (Abb. 31).

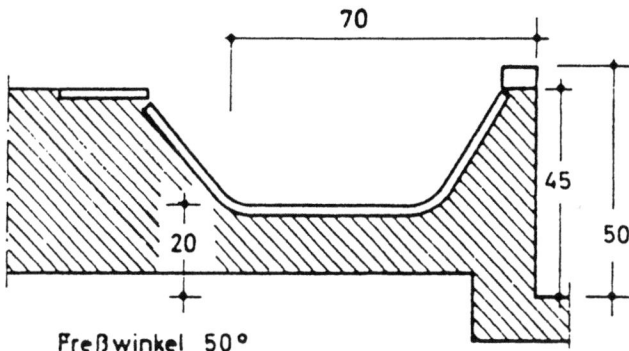

Abbildung 31: Krippengrundform für Kühe im Liegeboxen-Laufstall
(BOXBERGER, 1982)

Der tiefste Punkt der Krippe kann im Laufstall höher gelegt werden als im Kurzstand, was sich auf die Reichweite der Tiere positiv auswirkt.
Bei einer Krippenweite von 70 cm liegt das Futter immer noch im Freßbereich der kleineren Kühe, sie können sogar noch fein strukturiertes Futter (Kraftfutter) aus den vorderen Seitenecken aufnehmen.
Anders als im Anbindestall kann die Futtertischhöhe im Liegeboxenstall den räumlichen Gegebenheiten angepaßt werden (BOXBERGER, 1982). Das Fassungsvermögen einer solchen Krippe ist größer als das der Kurzstandkrippe (Abb. 32).
Die Krippenfüllung gemäß VOL I ist ausreichend für soviel Mais-Gras-Silage, wie etwa für eine zweimal tägliche Fütterung benötigt wird.
Beim Füllungsgrad gemäß VOL II reicht das Volumen knapp für eine Tagesration aus. Um

dieses Fassungsvermögen zu ermöglichen, muß jedoch die Krippenrückwand um 5 cm erhöht und ein Teil des Futters auf dem Futtertisch gelagert werden (BOXBERGER, 1982).

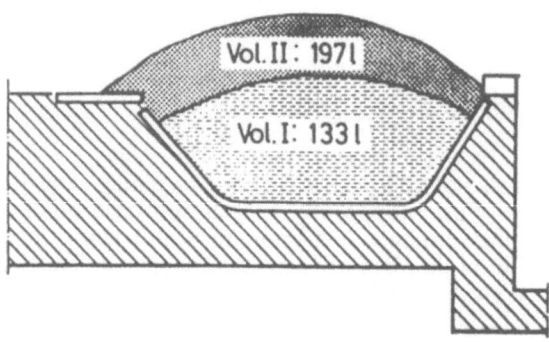

Abbildung 32: Füllungsgrad und Fassungsvermögen der Krippengrundform nach BOXBERGER (1982) bei einer Freßplatzbreite von 0,75 m

4.3.1.2 Anzahl der Freßplätze

Verschiedene Autoren (ZEEB, 1985; BOGNER und GRAUVOGL, 1984) ; sehen es als eine Grundvoraussetzung für die Haltung von Milchvieh an, daß bei rationierter Fütterung jedem Tier ein ausreichender, seiner Schulterbreite entsprechender Freßplatz am Futtertrog zur Verfügung steht. Bei ad libitum-Fütterung sei ein Tier:Freßplatz-Verhältnis von 2:1 gerade noch ausreichend (BOGNER und GRAUVOGL, 1984).
Bei Vorratsfütterung mit beschränkter Freßplatzzahl muß den Tieren den ganzen Tag Grundfutter zur freien Aufnahme zur Verfügung stehen, damit unterlegenen Tieren Gelegenheit geboten wird, nach den ranghöheren zu fressen (SCHÖN, 1971).
Nach METZ und MEKKING (1977) ergibt sich aus einer Einschränkung der Freßstellen auf einen Grad, wie er z.B. bei Selbstfütterung am Fahrsilo angewendet wird, eine erhebliche Reduktion der Futteraufnahme insbesondere bei rangniederen Tieren.
Ein weiterer wichtiger Punkt ist die gesteigerte Aggressivität sowohl am Futterplatz als auch auf den Laufflächen, die durch die Beschränkung der Freßplätze hervorgerufen werden kann. Damit wird deutlich, daß, um die beschriebenen negativen Effekte zu vermeiden, ein Tier:Freßplatz-Verhältnis von 1:1 im Boxenlaufstall bei rationierter Fütterung unumgänglich ist, wobei selbst dann noch rangniedere Tiere in der Futteraufnahme benachteiligt sein können.

4.3.1.3 Die Freßplatzbreite

Die Breite des Freßbereiches ergibt sich aus dem Platzanspruch des einzelnen Tieres, der Herdengröße, und dem Tier-Freßplatz-Verhältnis.
Ist der Freßplatz zu schmal, überschneiden sich die Reichweiten der einzelnen Tiere in der Krippe mit der Folge, daß schnellfressende und ranghohe Tiere den langsam fressenden oder rangniederen Tieren Futter wegfressen; es kommt zu Fütterungsproblemen.
Jedem Tier sollte daher, abhängig vom Gewicht, ein 75 bis 85 cm breiter Freßplatz zur Verfügung stehen (ZEEB, 1970). Nach WANDER und FRICKE (1974) sollte die Freßplatzbreite das 1,3-fache der Schulterbreite betragen.

4.3.1.4 Das Freßgitter

Nach ZEEB (1970a) ist das Freßgitter im Rinderlaufstall unumgänglich, weil sonst ranghohe Tiere dazu neigen, die ganze Front der Fressenden aufzurollen. Als zweckmäßig und preisgünstig hat sich bisher das Palisadenfressgitter bewährt, das pro Kopf 75 bis 85 cm Platz läßt (Abb. 33).
Einfache Nackenriegel sind als Freßplatzbegrenzung ungeeignet, da hierbei gegenseitiges Verdrängen und Zurückziehen von Futter nicht hinreichend unterbunden werden (KOLLER et al., 1979).

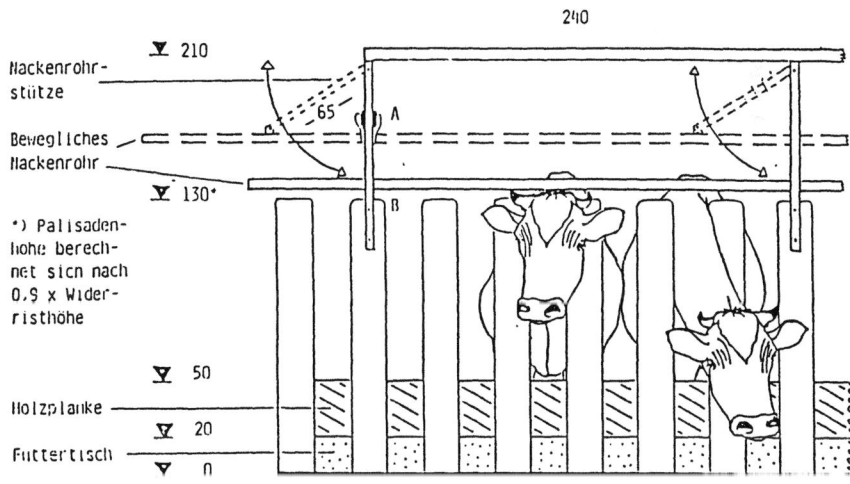

Abildung 33: Palisadenfressgitter mit Fangvorrichtung (ZEEB, 1986c)

Um dem Herausziehen und Umherwerfen, besonders von Rauhfutter vorzubeugen, sollten die unteren 40 cm, maximal 50 cm der Gitter durch ein Brett oder ähnliches verschlossen werden (Abb. 33).

Die sicherlich wirksamste Methode zur Lösung dieses Problems stellt das Fangfreßgitter dar (Abb. 33 und 34).

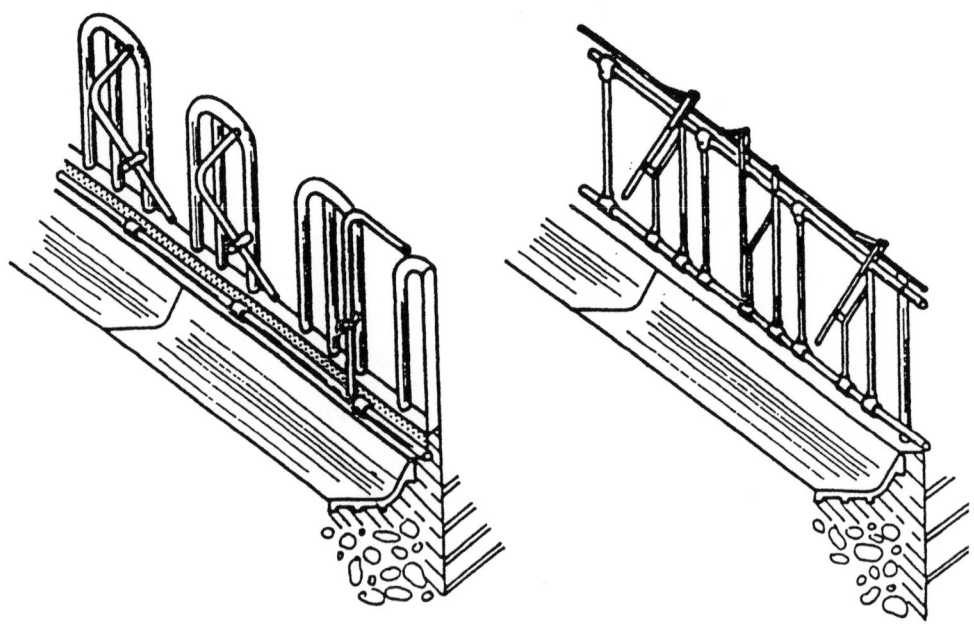

Abbildung 34: Fangfreßgitter für Kühe (Boxberger 1984)

Das Tier kann zwar ungehindert den Kopf durch das Gitter hindurchstecken und fressen, es kann aber den Freßplatz erst dann verlassen, wenn die mechanische Selbstfangeinrichtung entriegelt wird.
Der Tierhalter kann sich dann sicher sein, daß die vorgelegte Futtermenge vom Einzeltier aufgenommen wird. Das Verdrängen rangniederer Tiere wird durch das Fangfreßgitter wirksam verhindert, so daß die gesamte Herde in Ruhe fressen kann. Außerdem erlaubt das Fangfreßgitter die Fixierung der Kühe, was bei Arbeiten am Tier von Vorteil ist.
In der Praxis, besonders während der Arbeitsspitzen, kommt es jedoch auch vor, daß vergessen wird, die Freßgitter nach dem Fressen wieder zu entriegeln. Lange Stehzeiten sind die Folge, es können dann Situationen entstehen, die an Tierquälerei grenzen.
Der Tierhalter muß sich also darüber im Klaren sein, daß er bei der Benutzung von Fangfressgittern eine zusätzliche Verantwortung auf sich nimmt.

4.3.2 Die Wasserversorgung

Rinder stellen hohe Anforderungen an die Qualität des Trinkwassers. Es muß hygienisch einwandfrei sein. Einige Autoren (NEHRING 1963; HIMMEL, 1964) gehen sogar davon aus, daß die für Menschen definierten Qualitätsmaßstäbe anzulegen sind.
Wie schon erwähnt, prüfen Rinder vor dem eigentlichen Trinken die Qualität des Wassers. Sie prüfen jedoch mehr nach Geschmack und Geruch als nach dem Aussehen des Wassers (METZNER, 1976).
Verschmutzungen durch Kot und Harn vermindern also seine Qualität erheblich.
Durch Saugtrinken gelingt es den Rindern, große Mengen an Trinkwasser innerhalb kurzer Zeit aufzunehmen.
Den durch diese Trinktechnik entehenden Trinkgeschwindigkeiten von bis zu 20 l/min kann durch schwimmergesteuerte Tränketröge (Abb. 35) besser Rechnung getragen werden als durch Selbsttränkebecken. Dazu kommt, daß Kühe etwas abgestandenes, temperiertes Wasser, gegenüber frischem vorziehen.
Da Verschmutzungen besonders im Laufstall nicht auszuschließen sind, sollten die Tränken auf einem vorstehenden Sockel mit Auftritt und Abweisbügel installiert werden, die verhindern, daß die Kühe hineinkoten und -harnen.
Trotzdem müssen auch solche Trogtränken regelmäßig kontrolliert und wöchentlich abgelassen und gereinigt werden. Nur die regelmäßige Reinigung schafft die erforderlichen qualitativen Bedingungen.

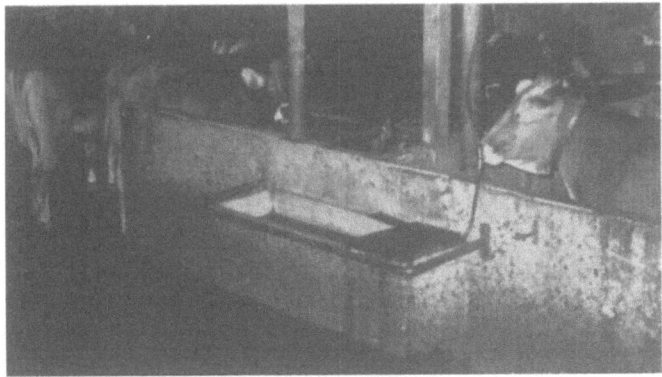

Abbildung 35: Schwimmergesteuertes Tränkebecken

Auch das Trinkverhalten der Rinder wird von der Neigung zu synchronem Handeln bestimmt.
Besonders nach dem Melken werden die Tränken verstärkt von den Kühen umlagert. Bei der Installierung von Tränkebecken ist deshalb darauf zu achten, daß die trinkenden Kühe nicht den Arbeitsablauf beim Melken stören, indem sie die Laufwege versperren.
Die Anzahl der Tränkebecken ist von der Herdengröße abhängig.
SAMBRAUS (1971) ist der Meinung, daß eine Tränke für knapp 40 Tiere ausreichend ist. Trotzdem muß jedoch beachtet werden, daß ranghohe Tiere die Tränken stundenlang blockieren und somit rangniedere Tiere an der Wasseraufnahme hindern können.
Er empfielt deshalb, mehrere Tränken in ausreichendem Abstand voneinander im Stall zu installieren, damit die notwendige Ausweichdistanz gewahrt werden kann. Der

Betriebsablauf darf jedoch dadurch nicht gestört werden. BOXBERGER (1982) empfiehlt ein Tränkebecken für 10 bis 20 Kühe, wogegen ZEEB (1985) eine Trogtränke für je 25 Tiere als ausreichend erachtet.

4.4 Der Liegebereich

Dem Liegebereich kommt im Boxenlaufstall eine wichtige Rolle zu, da die Kühe oft mehr als die Hälfte einer 24-Stunden-Periode in den Liegeboxen zum Ruhen oder Wiederkauen verbringen (PORZIG, 1969).
Die Liegeboxen bieten auch Schutz vor den Artgenossen im Stall, so daß sie im allgemeinen zur Minderung sozialer Spannungen beitragen können (ANDREAE et al., 1982; WIERENGA, 1983). Weil die Liegeboxen im Laufstall eine so zentrale Bedeutung einnehmen, ist es wichtig, daß die Tiere ihr artgemäßes Verhalten in diesem Verfahrensbereich zeigen können, ohne daß es zu Schäden und Verhaltensstörungen kommt. Wesentliche Grundvoraussetzung, neben der entsprechenden Dimensionierung der Liegebox, ist dafür die tierfreundliche Gestaltung der Liegefläche und die fachgerechte Ausführung der Steuerungseinrichtungen.

4.4.1 Das Raumangebot

Das Ausruheverhalten im Boxenlaufstall ist ein wesentlicher Bereich der Tier-Umwelt-Beziehungen, weil die typisch technischen Strukturen des Systems hauptsächlich die Liege- und Ruhezonen erfassen. Besonders betroffen sind hierbei das Liegen und die Bewegungsabläufe des Abliegens und Aufstehens (KÄMMER und SCHNITZER, 1975).

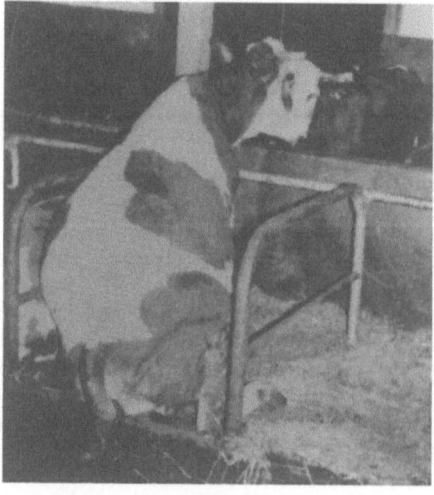

Abbildung 36: Pferdeartiges Aufstehen

Häufige Verhaltensstörungen, die in diesem Funktionskreis auftreten, sind u.a. Liegen auf der Kotkante, pferdeartiges Aufstehen (Abb. 36), verkürzte Liegezeiten und mehrmaliges Unterbrechen des Abliegevorganges (KÄMMER und SCHNITZER, 1975; KOHLI und KÄMMER, 1984). GROTH (1985) berichtet von Ödemen, Hämathomen und schweren Wirbelsäulenverletzungen, die durch falsch installierte Steuerungseinrichtungen hervorgerufen werden. Die Kühe gleiten beim Liegen mit dem Becken unter den Holm und verletzen sich beim abrupten Aufstehversuch (Abb. 37).

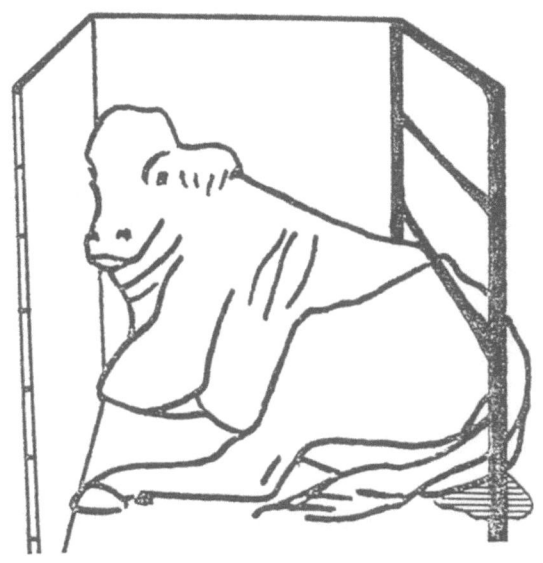

Abbildung 37: Eingeklemmte Kuh (KÄMMER und TSCHANZ, 1975)

Nicht selten kommen Kühe so ungünstig zum Liegen, daß sie ohne fremde Hilfe nicht mehr aufstehen können.
Auch im Boxenlaufstall kann es beim Abliegen zu heftigen Berührungen mit den Boxenabgrenzungen kommen, die Hautrisse, Abschürfungen und Hämathome verursachen können. GROTH (1984) berichtet sogar von Frakturen im Beckenbereich, die durch falsch installierte Trennbügel hervorgerufen wurden.
Tabelle 7 macht deutlich, welche Arten von Verletzungen auftreten können.

Tabelle 7: Anteil der Rinder in % des Gesamtbestandes mit Verletzungen an verschiedenen Stellen der Hinterhand, nach halbjährigem Aufenthalt in einem Laufstall (KÄMMER und TSCHANZ, 1975)

Körperstelle	Frische Verletzungen	Narben
Sprunggelenk außen	14%	53%
Hüftbeinhöcker	4%	4%
Sitzbein	33%	
Schwanzwurzel oben	7%	25%
Klauenbereich	11%	14%

Die genannten Verletzungen und Verhaltensstörungen sind bei entsprechender Häufung sichere Anzeichen für ein nicht tiergerechtes Haltungssystem.

4.4.1.1 Boxenmaße

Aus den vorangegangenen Erläuterungen ist deutlich geworden, daß Kühe gewisse Mindestanforderungen an das Raumangebot der Liegeboxen haben, die erfüllt werden müssen, wenn keine Techno- und Ethopathien auftreten sollen.
In der Boxenlänge sind reichlich bemessene Freiräume erforderlich. Ein vorderer, um den zum Aufstehen notwendigen Hals-Kopf-Schwung zuzulassen und ein hinterer, um Verletzungen der Hintergliedmaßen bei Bewegungen zu verhindern und um ein bequemes Liegen zu ermöglichen.
Bei den Liegeboxen muß sich die Boxenlänge, im Gegensatz zum Kurzstand, an den längsten Tieren orientieren, weil die unterschiedlich großen Tiere einer Herde sich die Boxen frei aussuchen können. Nach BOCKISCH und ZIPS (1985) sind die Raumansprüche für die Liegebox in den Raumbedarf für die Liegefläche und in den für den Kopfraum zu unterteilen. Das Maß der Liegeflächenlänge wird von der Rumpflänge bestimmt. Bei der Berechnung der Liegelänge muß man zwischen verschiedenen Boxenformen unterscheiden.
Die Berechnung der Liegeflächenlänge der **Hochbox** (Abb. 38 rechts) kann mit der gleichen Methode erfolgen wie beim Kurzstand. Bei der **Tiefbox** (Abb 38. links) muß jedoch der Tatsache Rechnung getragen werden, daß die Becken der Tiere nicht über die Kotstufe hinausragen können.
BOCKISCH und ZIPS (1985) errechneten deshalb die Liegelänge der Tiefbox aus der ermittelten Liegelänge (**L = 0,95 x R_h + 0,20m**) und einem Maßzuschlag von 10 cm, um zu verhindern, daß große Tiere beim Abliegen auf die Abschlußbohle fallen bzw. auf ihr liegen und so zu Schaden kommen (Abb. 38 links).

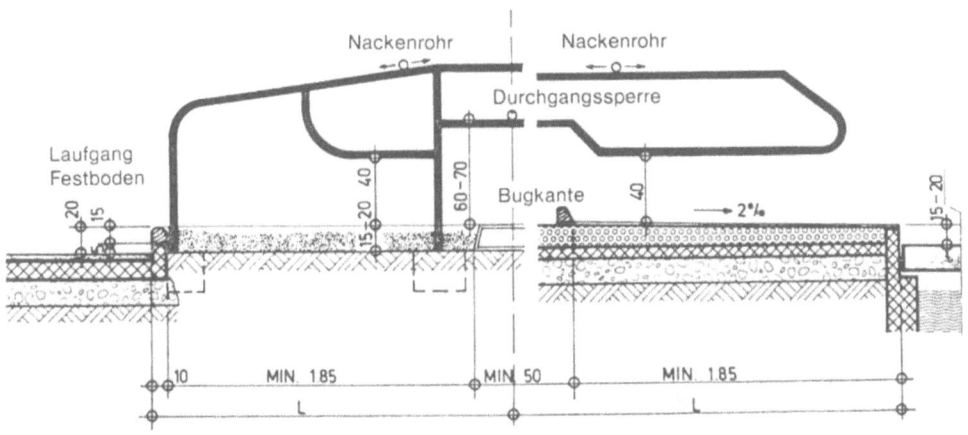

Abbildung 38: Gegenständige Boxen (HILTY et al., 1987)

Wandständige Boxen müssen aufgrund des benötigten Freiraumes für den Kopfschwung länger sein als gegenständige Boxen. Die SCHWEIZER TIERSCHUTZVERORDNUNG (1981) schreibt für Kühe mit einer Widerristhöhe von 135 ± 5 cm eine Boxenlänge von mindestens 240 cm vor.
Auch bei der Berechnung der Boxenbreite kann man die beim Kurzstand empfohlene Methode anwenden. Sie wird somit aus der Schulterbreite des breitesten Tieres der Herde errechnet und zwar nach der Formel:

B = Schulterbreite x 2,0

Gemäß der SCHWEIZER TIERSCHUTZVERORDNUNG (1981) sollen 120 cm lichte Weite nicht unterschritten werden.

4.4.2 STEUERUNGSEINRICHTUNGEN

Rinder setzen ihren Kot und Harn an beliebiger Stelle ab. Offensichtlich entspricht das ihrem arttypischen Verhalten. Die Funktion einer Liegebox muß daher auch darin bestehen, die Tiere beim Liegen und Stehen so auszurichten, daß sie die Liegeboxen möglichst nicht verschmutzen. Dies kann durch Steuerungseinrichtungen wie Seitenabtrennung, Nacken- und Nasenbügel und Bugkante weitgehend gewährleistet werden.

4.4.2.1 Seitenabtrennungen

Die Seitenabtrennung hat die Aufgabe, die Einzelliegeplätze für jedes Tier abzugrenzen, um einen Wechsel des Liegeplatzes über oder durch diese Abtrennungen auszuschließen. Dabei sind folgende Forderungen zu nennen:

- Ausreichende Kopffreiheit für liegende Tiere
- Ausreichender Freiraum zum Entspannen der Extremitäten für liegende Tiere
- Richtzwang für abliegende und liegende Tiere
- stabile, fest verankerte, korrosionsfreie Abtrennungen ohne vorstehende Kanten oder Schraubverbindungen (EICHHORN und KONRAD, 1985).

Bei der in Abbildung 39 vorgestellten Ausführung wird den Kühen im Bereich der Hinter- und Mittelhand ein besonderer Liegekomfort angeboten. Bei genauer Einhaltung der Maße ist die Gefahr, daß die Kühe sich einklemmen, gering (KOLLER et al., 1979).

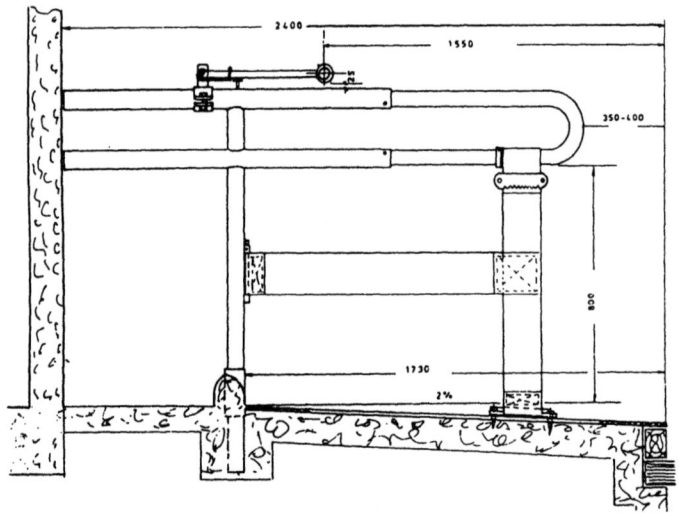

Abbildung 39: GLÖGGLER-EUROPA-Wandliegebox Typ WB 2 (DLG-Prüfbericht 1984)

Das besondere an dieser Seitenabtrennung sind die zusätzlichen Boxenabtrennungen mit T-förmigen Polyestergurten (150 cm breit, 5 mm dick), die senkrecht zwischen Trennbügel und einer in der Standfläche befestigten Halterung eingespannt werden und waagerecht zwischen Standrohr und Senkrechtgurt verlaufen. Besonders die freitragenden Bügel mit Polyestergurten gestalten diese Art der Seitenabtrennung bequem und weitgehend behinderungsfrei. Sie bieten den Tieren eine weiche Abstützung der seitlichen Rumpfpartien und ermöglichen dadurch ein bequemes Liegen (DLG-Prüfbericht, 1984).
Die freitragende Seitenabtrennung reduziert die Verletzungsgefahr beim Abliegen und Aufstehen, weil im hinteren Bereich der Box keine Hindernisse vorhanden sind.

Hochboxen müssen aufgrund der geringen Liegefläche mit solchen freitragenden Rahmen versehen werden (BOCKISCH und ZIPS, 1985).
Grundsätzlich gilt für Seitenabtrennungen:
Trennbügel dürfen nicht mehr als 45 cm Bodenfreiheit haben damit kleinere Kühe nicht beim Ruhen darunterrutschen und sich beim Aufstehen verletzen (KOLLER et al., 1979).
Das hintere Standbein muß entweder vorgezogen sein oder am hinteren Boxenende angebracht sein (Abb. 38), um Druckschäden im Bereich der hinteren Extremitäten und Verletzungen während der letzten Phase des Abliegevorganges zu vermeiden.

4.4.2.2 Weitere Steuerungseinrichtungen

Eine reichlich bemessene Liegefläche würde ohne weitere Steuerungseinrichtungen der Verschmutzung ausgesetzt sein. Aus diesem Grund werden sogenannte **Nackenriegel** (Nackenholme) eingerichtet, die auf den Seitenabtrennungen fest montiert sind und die Kuh beim Aufstehen zwingen, so weit nach hinten zu treten, daß der Dung auf die dafür vorgesehene Lauffläche gelangt (KAZMAIER, 1976).
Dem Nackenriegel fällt jedoch auch die Aufgabe zu, die Kühe daran zu hindern, zu weit in die Box hineinzugehen, um dann zu weit nach vorne abzuliegen, wodurch sich nachher Schwierigkeiten beim Aufstehen ergeben könnten.
Nackenriegel funktionieren gut, wenn die Größe der Tiere relativ ausgeglichen ist. Sie müssen aber sehr sorgfältig eingestellt werden (ZEEB, 1970a). Nach GROTH (1985a) können zu niedrige und zu weit nach hinten montierte Nackenriegel Ursache von Verletzungen im Nackenbereich sein. Er empfiehlt, die Nackenriegel je nach Widerristhöhe in ca. 110 cm Höhe und mit einem Wandabstand von 50 bis 60 cm zu montieren. Da es in jeder Herde große und kleine Tiere gibt und jedes Tier jede beliebige Liegeboxe aufsuchen kann, kommt man nicht umhin, sich bei der Einstellung des Nackenriegels an einem mittleren Maß zu orientieren. Die oben angegebenen Maße werden in der Literatur allgemein empfohlen.
Eine Verbesserung hinsichtlich des Tierverhaltens und der Verminderung der Verletzungsgefahr bringen vieleicht die neuerdings angebotenen federnden Nackenriegel, die um 25 cm abhebbar sind (Abb. 39). Sie können in der Liegebox 10 cm weiter hinten montiert werden und tragen so dazu bei, die Box sauber zu halten (GROTH, 1985a; DLG-Prüfbericht, 1984).
Zur ungehinderten Ausübung von Ausgleichsbewegungen beim Hinlegen und Aufstehen benötigt die Kuh zur vorderen Boxenbegrenzung hin einen Kopf-Freiraum, dessen tatsächliche Benutzung nur mit Hilfe einer **Bugkante** gesichert ist (EICHHORN und KONRAD, 1985). Durch die Kombination einer Bugkante mit einem in 110 cm Höhe und ca. 50 cm vor der Trennwand angebrachten Nackenholm wird erreicht, daß sich die Kühe nicht zu weit nach vorne legen (KOLLER et al., 1979).
GROTH (1984) beobachtete, daß dort, wo die genannten Steuerungseinrichtungen fehlten, sich die Kühe zu dicht an die Wand legten und deshalb bei der Aufstehbewegung behindert waren, auf den Carpi zurückkrobbten oder pferdeartig aufstanden. Da die Schwungbewegung durch Hochstemmen ersetzt werden mußte, entstand eine starke Druckbelastung im Carpalbereich und eine unphysiologische Gelenkbeanspruchung.
Der Nasenriegel verhindert bei gegenständigen Boxen in Verbindung mit der Bugkante, daß die Tiere in die gegenüberliegende Box rutschen. Zur Gewährleistung des Kopfschwunges kann der Nasenriegel als Stahlrohr in der Höhe von etwa 60 bis 70 cm angebracht werden.

4.4.3 Die Liegefläche

Damit sich die Kühe nicht auf die nicht dafür vorgesehenen Verkehrsflächen legen, muß die Ausstattung der Liegeboxen den Bedürfnissen der Kühe entsprechen, andernfalls werden nicht zusagende Boxen nach Möglichkeit gemieden (SEUFERT, 1975).
Nach WANDER (1974) und nach SÜSS (1973) begnügen sich Kühe mit unbequemen und deshalb unerwünschten Liegeplätzen nur dann, wenn ihnen keine anderen zur Verfügung stehen.
Hinsichtlich der von den Kühen bevorzugten Qualität der Liegefläche möchte ich auf die in Kapitel 3.6.1 vorgestellten Wahlversuche von IRPS (1985) hinweisen, aus denen hervorgeht, daß Kühe eindeutig stroheingestreute Liegeflächen bevorzugen.
Der materialtechnische Aufbau der Liegefläche entspricht den für den Anbindestall bereits vorgestellten Möglichkeiten (siehe Kapitel 2.6.2).
Kunststoff- und Gummimatten werden aus Kostengründen in Boxenlaufstall wenig verwendet.
Eingestreute Tiefboxen mit weicher Liegemulde werden in der Praxis bevorzugt eingebaut. Der Boden ist mit griffiger, rauher Oberfläche betoniert und erhält ein Gefälle von 2% in Richtung Mistgang (KOLLER et al., 1979).
Die Kühe fühlen sich auf diesem Lager außerordentlich wohl und nehmen eingestreute Liegeplätze sofort und praktisch ausnahmslos an.
Damit die Stroheinstreu in der Liegebox nicht herausbefördert wird und sich eine Strohmatratze bilden kann, soll eine Abschlußkante in Form einer 10 bis 15 cm hohen Holzbohle am Ende der Liegefläche angebracht werden (EICHHORN et al., 1985; KOLLER et al., 1979; GROTH, 1985).
Diese sogenannte Streuschwelle soll nicht höher als 15 cm sein, da sonst bei größeren Kühen Druckstellen im Bereich des Schambeines auftreten können.
Um dem Verschmutzen der Kühe vorzubeugen, ist auf die Liegefläche immer wieder frische Einstreu aufzubringen. Bei perforierten Böden mit Flüssigmistbereitung empfiehlt sich der Einsatz von Kurzstroh.
Die Hochbox eignet sich besonders für Betriebe in Grünlandgebieten, die nicht über genügend Stroh zur Einstreu verfügen. Sie kann mit Hilfe von Gummimatten einstreuarm betrieben werden.
Die Liegefläche befindet sich etwa um 12 cm über der Lauffläche (BOCKISCH und ZIPS, 1985). Eine Stufe in einer Höhe von bis zu 20 cm trägt mit dazu bei, daß die Kühe sauber und trocken bleiben.
Um die Liegebox rutschfest zu gestalten, sollte die Gummimatte von Zeit zu Zeit mit Strohmehl abgestreut werden.
Vom hygienischen Gesichtspunkt ist die Hochbox der Tiefbox überlegen (BOCKISCH und ZIPS, 1985), aufgrund des aufwendigeren Stallprofils ist sie jedoch auch teurer als diese und wohl auch deshalb in der Praxis nicht so häufig anzutreffen.
Die Tiefbox erfordert einen höheren Arbeitsaufwand als die Hochbox, wird jedoch wegen der reichlichen Stroheinstreu von den Kühen bevorzugt.

4.4.4 Anzahl der Liegeplätze

Manche Praktiker meinen aus der Tatsache, daß über den 24-Stundentag nicht immer alle Liegeboxen belegt sind, ableiten zu können, daß mit weit weniger Liegeboxen als Kühen auszukommen wäre (ZEEB und BAMMERT, 1983). In der Praxis kommt es deshalb nicht selten vor, daß Boxenlaufställe bis zu 30% überbelegt sind. KAISER und LIPPITZ (1974)

fanden in Untersuchungen im Laufstall zum Verhalten von Milchkühen bei Überbelegung heraus, daß die Liegezeiten im Stall mit 20% iger Überbelegung kürzer waren und es zu mehr Verdrängungen aus den Boxen kam. Sie schließen daraus, daß maximal eine Überbelegung von 10% möglich ist.
WIERENGA und HOPSTER (1981) kommen anhand von Untersuchungen zu dem Schluß, daß die Kühe schon bei einer Überbelegung von 10%, weniger Zeit pro Tag in der Box verbringen und die Zahl der Kühe, die sich in den Laufraum niederlegen, zunimmt.
Außerdem verursacht die Beschränkung der Liegeboxen eine Verschärfung der Konkurrenz um diese und vergrößert die Unruhe (v.a. aggressive Auseinandersetzungen).
Die negativen Auswirkungen betreffen vor allem rangniedere Tiere. WIERENGA und HOPSTER (1981) empfehlen deshalb, mit der Überbelegung der Liegeplätze sehr vorsichtig zu sein.
Kühe verbringen normalerweise etwa 16 Stunden einer 24 Stunden-Periode in den Boxen (liegend und stehend). Die Überbelegung der Liegeboxen hat deshalb einen weitaus größeren Einfluß auf das Verhalten der Tiere als eine Beschränkung der Freßgitter oder des Platzangebotes im Laufbereich (WIERENGA, 1983). Nach ANDREAE et al. (1982) widerspricht eine Überbelegung der Liegeboxen nicht nur ethologischen Erkenntnissen, sondern zwingt die außerhalb der Liegebox liegenden Tiere mit Sicherheit zu energieverzehrenden Anpassungsleistungen, die im Interesse des Tierhalters zu vermeiden sind; sie leiten ebenso wie BOGNER und GRAUVOGL (1984) und ZEEB (1985) aus dem tagesrythmischen Ruhebedürfnis von Kühen ein Tier-Liegeplatz-Verhältnis von 1 : 1 ab.

4.5 Laufwege und Laufflächen

Laufgänge sind Verkehrswege und dienen den Kühen dazu, alle Funktionsbereiche, in denen sie sich aufhalten, miteinander zu verbinden. Sie müssen deshalb ausreichend dimensioniert sein, damit die entsprechenden Distanzen der einzelnen Tiere untereinander eingehalten werden können. Erst durch die Einhaltung gewisser Distanzen kann die Sozialstruktur in ihrer sozialranglichen Staffelung funktionsfähig werden.
Zur Vermeidung unnötiger sozialer Auseinandersetzungen ist es notwendig, daß ein genügend großes Flächenangebot zur Vefügung gestellt wird.
ZEEB (1987) berechnet die von der Kuh benötigte Lauffläche aus deren Körpermaßen (Länge x Breite) zuzüglich der für die Sozialdistanz notwendigen Distanz, von 20 cm rings um das Tier (Abb.40).

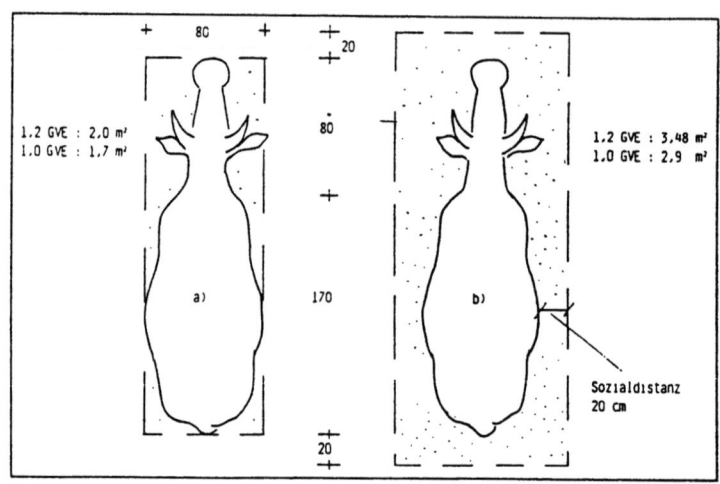

Abbildung 40:   Körpermaß- (a) und verhaltensbedingte (b) Grundfläche einer Kuh im Laufstall (ZEEB, 1987)

ZEEB (1987) errechnet so eine Fläche von 3,5 m^2/Kuh (1,2 GVE) oder 3,0 m^2/GVE, die notwendig ist, damit zu Streß führender sozialer Druck verhindert werden kann. Ergebnisse aus verschiedenen Versuchsbetrieben bestätigten die angegebene Mindestgrundfläche; sie hätte sich auch schon seit Jahren in der Auslegung von Tretmistställen bewährt.

Besonders im Aufenthaltsbereich der Kühe vor dem Melken kann dieser soziale Druck erhöht werden, da in diesem Bereich in vielen Betrieben die benötigte Grundfläche/Tier nicht erreicht wird. ZEEB (1987) schlägt zur Lösung dieses Problems vor, das Flächenangebot, durch die Schaffung eines Laufhofes, zu erhöhen. Die daraus enstehenden Kosten würden durch die günstige Wirkung auf Fruchtbarkeit, Stallklima und Tiergesundheit mehr als ausgeglichen.

Nicht nur die absolut zur Verfügung stehende Lauffläche ist für das Funktionieren des sozialen Geschehens in der Herde von Bedeutung; auch die Breite der verschiedenen Laufgänge spielt eine Rolle.

IRPS (1985) beschreibt einen Versuch von KONGAARD (1982), der Verhaltensänderungen von Kühen in Abhängigkeit von der Laufgangbreite untersuchte (Tab. 8).

Tabelle 8: Verhaltensänderung bei der Verringerung der Laufgangbreite zwischen den Liegeboxen im Milchviehlaufstall (KONGAARD, 1982, zitiert in IRPS, 1987)

Verhalten	Laufgangbreite zwischen den Liegeboxen	
	2,00 m	1,20 m
2 Kühe passieren ohne Kontakt	266	10
Umdrehen auf dem Laufgang	62	180
Benutzung einer Box zum Umdrehen	1	21
Warten in Schlangenlinien auf dem Laufgang	39	89
Andere abnormale Verhaltensweisen	16	49
	4 Tage Beobachtung 2 Gruppen a 40 Kühe mit 23 Freßplätzen und 47 Boxen.	

Zusätzlich zu den Verhaltensänderungen wurde bei der Reduzierung der Laufgangbreite auch eine Reduzierung der Milchleistung festgestellt.
Nach IRPS (1985) ist wegen der Höhe der Verhaltensabweichungen und der Leistungsdepression eine Einschränkung der Laufgangbreite unter 2,0 m nicht zu empfehlen. Er geht davon aus, daß die Laufgangbreite zwischen den Liegeboxen mindestens 3 m betragen muß. Bei einem zweireihigen Liegeboxenlaufstall mit 60 Kühen ergäbe dies eine Fläche von 4,3 m^2 pro Kuh; ist der Laufstall dreireihig, kommt man auf eine Fläche von 3,3 m^2 pro Kuh.
ZEEB (1987) geht davon aus, daß, durch die Rumpflänge bedingt, eine Kuh ca. 1,70 m Laufgangbreite am Futtertisch in Anspruch nimmt. Die Futterkrippe darf nicht von den dort stehenden Tieren blockiert werden. Der Zu- und Abgang vom Futtertisch muß gewährleistet sein. Die zusätzliche Breite des Ganges, die dazu erforderlich ist, beträgt mindestens die doppelte Schulterbreite, damit zwei Kühe hinter den schon fressenden Kühen passieren können, also zusätzlich 2 x 0,80 m. Dies ergibt eine Laufgangbreite am Futtertisch von mindestens 3,30 m (ZEEB, 1987).
Für die Mistgänge zwischen den Liegeboxenreihen und zwischen Wand und Liegeboxen sollen 2,50 m ausreichen.

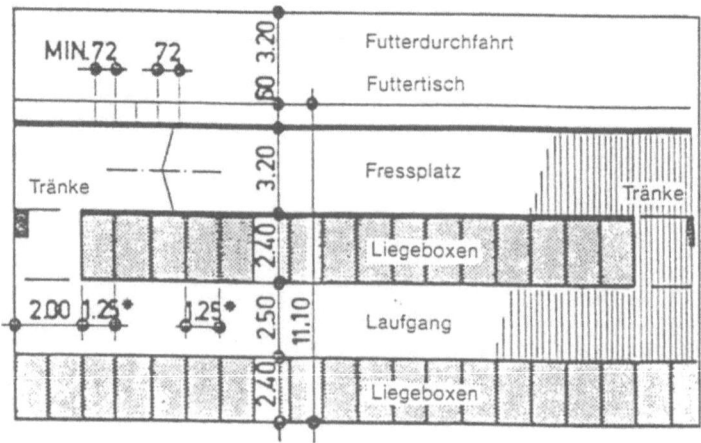

Abbildung 41: Grundriß eines Boxenlaufstalles mit wandständigen Boxen (HILTY et al., 1987)

4.5.1 Die Beschaffenheit der Laufflächen

Milchkühe im Liegeboxenlaufstall pendeln dauernd zwischen Freßplatz, Tränke, Liegebox, Kraftfutterautomat und dem Melkstand hin und her. Sie bewegen sich also eine geraume Zeit auf den Laufflächen.
Besonders in Verbindung mit mangelhafter Klauenpflege kann es hier bei unsachgemäßer Ausführung zu Klauenkrankheiten und -verletzungen kommen.
Im folgenden werden zwei Möglichkeiten der Laufflächengestaltung, die in der Praxis Verbreitung gefunden haben, diskutiert werden. Es sind dies Betonböden mit mechanischer Entmistung (Flachschieber) und perforierte Böden.
Es ist eine ständig wiederkehrende Streitfrage, ob Mistgänge in Liegeboxelaufställen besser als Betonfläche mit mechanischer Entmistung oder als Spaltenboden ausgeführt werden sollten (KOLLER et al., 1979).
Milchkühe unterliegen im Laufstall einem viel höheren Verletzungsrisiko der Extremitäten als im Anbindestall. Dies geht aus mehreren Untersuchungen hervor (BERGER, 1977; SCHUBERT und ERNST, 1979). Häufige Verletzungsursachen sind zum einen zu glatte oder auch zu rauhe Auftrittsflächen und scharfe, gratig ausgebrochene Kanten; zum anderen weicht Klauenhorn, das ständig mit feuchtem Kot und Harn in Berührung ist, auf und leistet somit Klauenverletzungen und -erkrankungen Vorschub. Häufige Verletzungen und Erkrankungen der Klauen im Boxenlaufstall sind unter anderem: Steingalle, lose Wand, Ballenfäule, Doppelsohle und nekrotisch-eitrige Wand (SOMMER und TROXLER, 1985) sowie Zwischenklauennekrose, Panarithium und Klauensohlengeschwüre (GROTH, 1985a).
GROTH (1985a) nennt als Ursachen für diese Klauenläsionen:

- Verschmutzte, nasse Lauf-und Standfläche / Laufhof
- Mangelhafte Reinigung bzw. unebene Oberfläche planbefestigter Laufflächen
- Uneben verlegte Spaltenböden und verkantete Balken
- Zu breite Spalten (40 mm)
- Scharfe und/oder schartige Balkenkanten
- Mangelhafte Reinigungs- und Desinfektionsmaßnahmen
- Klauendeformationen durch mangelhafte Klauenpflege

In Anbetracht der oben genannten Verletzungsmöglichkeiten kommt der fachgerechten Auslegung der Lauffläche also ein entscheidender Einfluß auf das Maß der Tiergerechtheit des Haltungssystems Liegeboxenlaufstall zu.

4.5.1.1 Perforierte Laufflächen

In der Praxis bestehen die Laufflächen z. Zt. überwiegend aus perforierten Böden, da auf planbefestigten Flächen mit Faltschieber- oder Flachschieberentmistung Funktionsstörungen durch Korrosion verursacht werden (EICHHORN und KONRAD, 1985). Nicht zuletzt wegen der rascheren Harnableitung und den kaum lösbaren Reinigungsproblemen bei planbefestigten Flächen werden heute Spaltenböden bevorzugt.
Nach der klassischen Definition wird durch die systematische Anordnung von Schlitzen oder Löchern erreicht, daß ein Teil des anfallenden Kotes direkt in den darunterliegenden Güllekanal gelangt; der Rest muß von den Klauen durchgetreten werden (PFADLER und BOXBERGER, 1980).
Perforierte Böden müssen Anforderungen erfüllen, die sich teilweise widersprechen. Auf der einen Seite soll der Anteil des direkt durchfallenden Kotes sehr hoch sein, um die Schmutzbelastung der Klauen so niedrig wie möglich zu halten, andererseits soll der Boden den Kühen genügend Auftrittsfläche bieten.
Spaltenböden sind in der Milchviehhaltung seit Jahrzehnten verbreitet.
Balkenbreite, Spaltenweite und der sich daraus ergebende Öffnungsanteil der Lauffläche sind die für die Druckbelastung der Klauen durch Spaltenböden bestimmenden Faktoren.
Ein geringerer Öffnungsteil verringert die Druckbelastung, schränkt aber auch die Selbstreinigungsfähigkeit der Laufflächen ein. Es ist daher notwendig, einen Kompromiß zu finden, der bei möglichst hoher Selbstreinigungsfähigkeit des Spaltenbodens, immer noch den Ansprüchen der Tiere an die Qualität ihrer Lauffläche gerecht wird.
PFADLER und BOXBERGER (1980) gehen davon aus, daß sich bei einer Vergrößerung der Balkenabstände über 30 mm hinaus die Sauberkeit des Bodens nur unwesentlich verbessert; das habe sich sowohl im Praxiseinsatz als auch im Simulationsversuch gezeigt. Eine entscheidende Wirkung in bezug auf den Kotdurchsatz ließe sich durch schmalere Balken erreichen. Dafür nennen sie vier Gründe:

1. Die effektive Erhöhung des Schlitzflächenanteils
2. Eine Reduzierung der Aufprall- und Auflagefläche der Kotfladen
3. Kürzere Wege von Schlitz zu Schlitz
4. Ein erhöhter Reinigungseffekt der Klaue bei Balkenabmessungen unter den Klauenausmaßen

Für die Praxis empfehlen die beiden Autoren deshalb sauber verarbeitete Spaltenböden mit einem Schlitzflächenanteil von 30 bis 35% . Die Balkenbreite sollte 80 bis maximal 100 mm betragen und Schlitzweiten von ca. 30 mm, höchstens jedoch 35 mm aufweisen. Auch die SCHWEIZER TIERSCHUTZVERORDNUNG (1981) schreibt für Milchvieh

bei Betonflächenrosten mit geraden oder gewellten Schlitzen Spaltenweiten von maximal 35 mm vor.
Aufgrund von Ermittlungen der Klauengröße und -härte an Milchkühen läßt sich der für ungünstige Klauenpositionen auf die Klauen wirkende Druck, in Abhängigkeit von der Schlitzweite, berechnen (Abb.42). So wirkt bei einer Schlitzweite von 45 mm ein Druck von 2,92 bar auf die Klauen, der die Belastungsfähigkeit des Klauensohlenrandes mancher Kühe bereits überschreitet (BOXBERGER, 1982)
Da aber schon ab einer Spaltenweite von 35 mm das gefährliche Abkippen der Klauen in die Spalten kaum zu verhindern ist, empfehlen HAIDN und KEMPKENS (1988) im Hinblick auf das Verlezungsrisiko Schlitzweiten von 25 mm als wünschenswert und von 30 mm als gerade noch vertretbar.

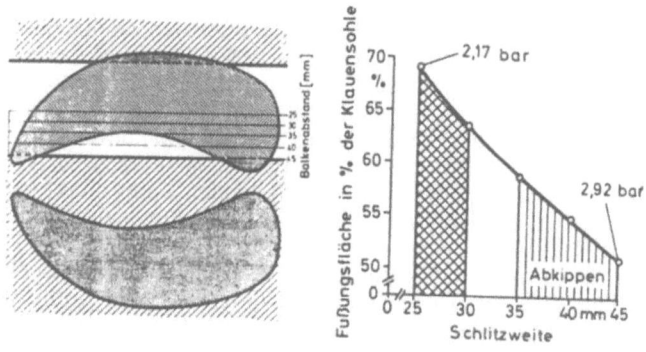

Abbildung 42:   Belastete Klauensohlenfläche in Abhängigkeit von der Schlitzweite (FESZL, 1968; LASSON, 1976; PFADLER, 1981, aus BOXBERGER,1982)

Anstelle der Spaltenböden werden in der Praxis heute oft Lochböden verwendet. Bei diesen Flächenelementen wird das System von Balken und Schlitzen durch eine systematische Anordnung von Rund- und Langlöchern ersetzt.
Lochböden, deren Löcher sich nach unten hin konisch erweitern, sind besonders anfällig gegen ein Zusetzen durch Verkleben. Futter- und Einstreureste gehen kaum hindurch und verstärken die Verschmutzung (VOGT, 1982; EICHHORN et al., 1985). Andererseits sind Rund- und Langlochböden trockener und gleitsicherer als Spaltenböden mit durchgehenden Schlitzen.
Die Selbstreinigung der Lochböden konnte inzwischen durch technische Kniffe verbessert werden, indem in den Lochöffnungen eine Kotabrißkante eingebaut wurde, der Lochanteil von 20 auf 25 % erhöht und im Stoßbereich ein Längsschlitz angebracht wurde.
Auch bei Lochböden kommt man mit prinzipiellen Gegnsätzen zwischen Sauberkeit und Auftrittsfläche in Konflikt. In der Praxis übliche Lochböden verfügen über eine Lochfläche von 20 bis 25% bei einer Lochgröße von 50 bis 55 mm.

Wenn sie auch noch nicht voll befriedigen, so stellen sie doch die momentan günstigste Lösung dar (RIST, 1987).
SOMMER und TROXLER (1985) verglichen sechs verschiedene Bodentypen, je drei Spalten- und Lochböden unterschiedlicher Spaltenbreiten und Lochdurchmesser, in bezug auf ethologische und veterinärmedizinische Kriterien miteinander und kamen zu dem Ergebnis, daß auf Spaltenboden mehr Klauen von Läsionen betroffen waren als auf dem Lochboden (Tab. 9).

Tabelle 9: Klauenverletzungen auf Spalten- und Lochböden
(SOMMER und TROXLER, 1985)

LÄSIONSGRUPPE	SPALTENBODEN				LOCHBODEN			
	⌀	s	%	abs	⌀	s	%	abs.
Steingalle	1,60	0,90	9,47	69	1,51	0,73	7,14	44
Lose Wand	1,77	1,05	15,80	115	1,48	0,70	10,33	64
Nekrot., eitrige Wand	1,00	-	1,23	9	1,00	-	0,81	5
Doppelsohle	1,32	0,85	4,55	33	1,00	-	2,27	14
Ballenfäule	1,71	0,82	1,92	24	2,11	1,45	3,08	19
Hornabnutzung a) seitlicher Wandabrieb	1,75	1,10	7,69	56	0,00	-	0,00	0
b) Tragrandabrundung vorne	1,50	0,50	0,83	6	1,57	0,67	5,35	33

N Spaltenboden = 723 Klauen (91 Tiere)
N Lochboden = 616 Klauen (77 Tiere)

⌀ = Klauen pro Tier im Durchschnitt, bei denen die Verletzung auftrat
s = Standardabweichung
abs = absolute Zahl von Klauen, bei denen die Verletzung auftrat
% = total untersuchte Klauen in %, bei denen die Verletzung auftrat

Bei diesen Ergebnissen ist auffallend, daß die Abrundung des vorderen Tragrandes beim Lochboden häufiger auftritt als beim Spaltenboden. SOMMER und TROXLER (1985) bezeichnen diese Läsion als typisch für den Lochboden. Sie ist jedoch nicht so deutlich ausgeprägt wie die seitliche Abnutzung des Horns an der Wand (durch Abgleiten der

Klaue in den Spalt), die nur auf dem Spaltenboden vorkommt.
Neben diesen Klauenverletzungen beobachteten die beiden Autoren auch das Verhaltensmerkmal "Verrutschen", das im Zusammenhang mit der Bodenbeschaffenheit sehr auffällig ist und auf der Weide oder anderem Naturboden kaum beobachtet wird.
Das Auftreten von "Verrutschen" wird von mehreren Faktoren beeinflußt. Einer davon ist die Haftung der Klauen auf dem Boden; die von der Griffigkeit des Bodens abhängt.
Die Untersuchungen wurden sowohl bei der Lokomotion als auch bei Leckhandlungen in drei verschiedenen Körperbereichen vorgenommen. Bei allen Untersuchungsergebnissen trat das Verhaltensmerkmal "Verrutschen" bei Spaltenböden häufiger auf als bei Lochböden.
Die beiden Autoren leiten daraus einen Zusammenhang zwischen der Häufigkeit des Verhaltensmerkmals Verrutschen und der Häufigkeit von Klauenverletzungen ab, welche beide auf Spaltenböden öfter zu beobachten waren als auf Lochböden.
SOMMER und TROXLER (1985) geben deshalb dem Lochboden gegenüber dem Spaltenboden den Vorrang, da einerseits die Rutsch- und Verletzungshäufigkeit kleiner ist und andererseits das Anpassungsvermögen der Tiere auf Spaltenboden mehr überfordert ist als auf Lochboden. Auch ZEEB (1987) führt Untersuchungsergebnisse zu diesem Problembereich an (Tab. 1o).

Tabelle 10: Vergleich der Fortbewegung von Kühen auf Spaltenböden und auf planbefestigten Flächen >3,5m^2/Kuh (Schritte je Stunde) (ZEEB, 1987)

Betrieb	planbefestigt		Betrieb	Spalten	
	nachts	morgens		nachts	morgens
3	84,9	109,6	1	35,7	106,5
5	60,0	113,3	2	18,9	71,1
7	40,1	180,9	9	50,5	107,3
10	54,9	107,4	11	54,9	86,7
⌀	59,98	127,8		40,0	92,2
Fortbewegung auf Spalten gegenüber planbefestigt				<33%	<28%

Die Kühe bewegten sich auf den Spaltenböden um 33 % bzw 28 % weniger als auf den planbefestigten Flächen.
ZEEB (1987) stellt in Anbetracht dieser Versuchsergebnisse die Tiergerechtheit von Spaltenböden grundsätzlich in Frage.
Dieser Zusammenhang zwischen dem Auftreten von Verhaltensmerkmalen und dem Auftreten von Verletzungen läßt interessante Rückschlüsse zu, denn Verhaltensmerkmale treten auf, bevor Veränderungen (im Sinne von Abweichung vom Typus) am Tier feststellbar sind (KOHLI und KÄMMER, 1984).
Verhalten sich die Tiere normal, ist mit dem Gelingen von Selbstaufbau und Selbsterhalt zu rechnen. Treten Abweichungen vom Normalverhalten auf, ist zu prüfen, ob Bedarfsdeckung und Schadensvermeidung gewährleistet sind (SOMMER und TROXLER, 1985).

Grundsätzlich müssen Spalten- und Lochböden folgende Anforderungen erfüllen, wobei die prinzipiellen Bedenken jedoch bestehen bleiben:

- keine scharfen Kanten und vorstehende Grate
- griffige Oberfläche
- Spaltenweite höchstens 35 mm, Lochgröße nicht über 50 mm
- Spaltenböden müssen plan und die einzelnen Balken unverschiebbar verlegt sein, am besten keine Einzelbalken einbauen
- Stallböden müssen problemlos gleitsicher und trocken zu halten sein
- nur Böden mit Kotabrißkante verwenden.

(EICHHORN et al., 1985; KOLLER et al., 1979; SCHWEIZER BUNDESAMT FÜR VETERINÄRWESEN, 1986; PFADLER und BOXBERGER, 1980; HILTY et al., 1987).

4.5.1.2 Betonierte Laufflächen mit Flachschieberentmistung

Obwohl Flachschieberanlagen auf planbefestigten Flächen für Kühe im Laufstall einige Vorteile mit sich bringen, wurde im Vergleich zu den perforierten Stallböden wenig technische Entwicklungsarbeit auf diesem Sektor betrieben. Flachschieberanlagen ermöglichen zum Beispiel eine reichliche Einstreu der Liegeboxen. Mechanisch bedingte Verletzungen sind selten, da es im Mistgang kaum aggressive Kanten gibt.
Andererseits gelingt es bei betonierten Laufflächen häufig nicht, die Mistgänge planeben und mit dem notwendigen Gefälle in die richtige Richtung anzufertigen; es treten dann Pfützen auf. Durch diese Pfützen sind die Klauen der Kühe dauernd mit feuchtem Kot und Harn in Berührung, sie weichen auf und die Gefahr infektiöser Klauenerkrankungen nimmt zu.
Ein anderes weitreichendes Problem ist die dauernde Belastung der Mistgänge durch den Abrieb des Flachschiebers. Die Mistgänge erhalten dadurch eine immer glatter werdende Oberfläche, die in Verbindung mit Kot und Harn im Laufe der Zeit immer verletzungsträchtiger wird. Die Tiere rutschen darauf aus und es kommt zu ähnlichen Erscheinungen, wie sie SOMMER und TROXLER (1985) für Kühe auf perforierten Laufflächen beschrieben haben: die Tiere trauen sich nicht mehr, sich normal zu bewegen; Bedarfsdeckung und Schadensvermeidung werden dadurch eingeschränkt.
Die Laufflächen müssen deshalb den mechanischen Beanspruchungen des Entmistungsgerätes widerstehen, sie müssen rissefrei und wasserundurchlässig sein. Diese Anforderungen können durch die entsprechende Betongüte erfüllt werden (KOLLER et al., 1979).
Der Flachschieber muß, um Verletzungen der Kühe zu vermeiden, mit mäßiger Geschwindigkeit über die Mistgänge ziehen. Im allgemeinen werden Faltschieberanlagen mit Fördergeschwindigkeiten von 2,8 bis 3,2 m/min angeboten. Diese Geschwindigkeiten seien ausreichend langsam, so daß die Tiere ohne Hast darübersteigen können (SEIFERT, 1970). Faltschieber können Mistgangbreiten bis zu 3,50 m abschieben (VOGT, 1982). Die Höhe der Flügel sollten 12 cm nicht überschreiten.
RIST (1987) schlägt als die derzeitig zweckmäßigste Lösung eine Kombination aus perforierter und betonierter Lauffläche vor. Der Laufbereich zwischen Freß- und Liegeplatz ist dann als betonierte Fläche ausgelegt, die mit dem Faltschieber oder anderen mechanischen Entmistungsgeräten abgeschoben werden kann. Im Liege- und Freßbereich ist der Stallboden als Rund- oder Langloch-Spaltenboden aufgeführt.
Auf diese Weise steht den Kühen neben dem trockenen Lochboden auch noch eine einfach betonierte Lauffläche zur Verfügung.

4.6 Körperpflege

Trockener Schmutz, Haarwechsel oder Ektoparasiten verursachen erheblichen Juckreiz. Obwohl Kühe einen großen Teil ihres Körpers selbst mit Zunge, Hörnern oder Hinterextremitäten erreichen können, kommen sie nicht an alle Körperteile heran, an denen Juckreiz auftritt. Im Stall scheuern sich die Kühe dann an hervorstehenden Stalleinrichtungen wie zum Beispiel Tränketrögen, die dann oft verschmutzt und beschädigt werden. Zur Unterstützung der eigenen Körperpflege sollten im Laufstall deshalb an leicht zugänglichen Stellen spezielle Scheuereinrichtungen angebracht werden, die von jeder Kuh, unabhängig von ihrer Körpergröße benutzt werden können (Abb. 43).

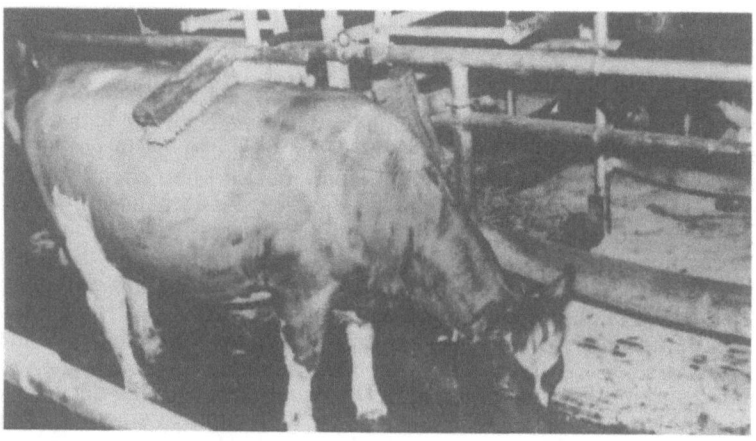

Abbildung 43: Rinderkratzbürste

Als Ersatz für spezielle Rinderkratzbürsten können auch halbe, torbogenartig befestigte Autoreifen, die stabil an den Wänden so angebracht sind, daß sie auch noch die kleinste Kuh erreichen kann, verwendet werden, wie KOLLER et al., (1979) empfehlen.

4.7 Zusammenfassende Diskussion

In den vorangegangenen Kapiteln wurde der Liegeboxen-Laufstall in seinen Einzelheiten, die für eine tiergerechte Haltung von Milchvieh von Bedeutung sind, eingehend behandelt. Bei der Diskussion der einzelnen Kriterien wurde davon ausgegangen, daß sich die verschiedenen Funktionskreise und Verfahrensbereiche in drei große Bereiche zusammenfassen lassen, nämlich den

- **Freßbereich**

- **Liegebereich** und den

- **Laufbereich**

Allen Funktionsbereichen kommt im Laufstall eine wichtige Bedeutung zu. Ihre gegenseitige Verflechtung macht es möglich, daß die Kühe ihr uneingeschränktes Verhaltensrepertoire besser zeigen können als im Anbindestall.
Bevor diese Bereiche in ihren Details und Auswirkungen auf Bedarfsdeckung und Schadensvermeidung hin behandelt wurden, ist die Problematik des Tierverhaltens kurz angesprochen worden, um die Bedeutung zu unterstreichen, warum es in diesem Stallsystem besonders wichtig ist, zu verhaltensgerechten Lösungen zu kommen; Enthornung und entsprechendes Management wurden hier als mögliche Maßnahmen zur Verminderung der Aggressivität vorgestellt.
Bei der sich anschließenden Diskussion der drei Funktionsbereiche wurden verschiedene Positionen, die in der Literatur vertreten werden, miteinander verglichen.
Der **Freßbereich** ist der soziale Brennpunkt im Boxenlaufstall. Weil hier zwischen den Kühen die meisten Aggressionen auftreten, stellt dieser Funktionskreis hohe Ansprüche an seine bauliche Gestaltung.
Futterkrippe, Freßplatzbreite und Tier-Freßplatz-Verhältnis sowie Freßgitter und die optimale Wasserversorgung sind die Fragmente, die für eine tiergerechte Gestaltung dieses Bereiches behandelt werden müssen. Sie wurden anhand verschiedener Positionen in der Literatur besprochen.
Bei der Behandlung des **Liegebereiches** wurden die Mindestanforderungen an das Raumangebot sowie die Funktion verschiedener Steuerungseinrichtungen sowie ihre tiergerechte und funktionstüchtige Montage diskutiert.
Den Liegeboxen kommt im Boxenlaufstall eine besondere Bedeutung zu, da die Kühe mehr als die Hälfte einer 24-Stunden-Periode mit Ruhen oder Wiederkauen in der Liegeboxe verbringen. Ein Tier:Liegeboxen:Verhältnis von 1:1 ist daher unbedingt einzuhalten.
Es wurde klargestellt, daß Milchkühe auch im Boxenlaufstall eine eingestreute Liegefläche bevorzugen.
Als besonders kritischer, weil verletzungsträchtiger Funktionskreis wurde der **Laufbereich** hervorgehoben. Die Kühe unterliegen im Boxenlaufstall einem viel höheren Verletzungsrisiko als im Anbindestall.
Zur Beschaffenheit der Lauf- und Verkehrsflächen wurden sowohl perforierte als auch betonierte Stallbodenflächen behandelt.
Beiden Verfahren haften Nachteile an. Die modernen Lochböden werden jedoch von einigen Autoren als tierfreundlicher angesehen.
Bei beiden Bodentypen muß der Nachzucht auf jeden Fall Gelegenheit gegeben werden, sich an deren Beschaffenheit zu gewöhnen. Bei der Gestaltung der Laufflächen muß dringend nach neuen, tiergerechten und praktikablen Lösungen gesucht werden.

5 DER TRETMISTSTALL

Tretmistställe und Tieflaufställe wurden in der Vergangenheit vor allem in der Jungviehaufzucht und Rindermast, in der Milchviehhaltung jedoch nur vereinzelt eingesetzt.
Aufgrund des höheren Arbeitszeitbedarfs und Betriebsaufwandes wurden diese eingestreuten Haltungssysteme seitdem vielfach von Spaltenbodenlaufställen verdrängt.
In letzter Zeit geraten solche Verfahren jedoch wieder vermehrt in den Blickpunkt des Interesses, da sie es ermöglichen, Rinder tiergerechter zu halten als dies in Spaltenboden-Laufställen oder gar Anbindeställen möglich ist.
So sind gerade in Laufställen mit Spaltenboden Klauenverletzungen und -erkrankungen eine häufige Selektionsursache.
Im Tretmiststall wird diesem Problem mit Hilfe von Einstreu und planbefestigtem Boden entgegengesteuert.Er verlangt kein aufwendiges Stallprofil und kann dadurch mit einem hohen Anteil an Eigenleistung kostengünstig erstellt werden.
Der Tretmiststall eignet sich deshalb besonders als Umbaulösung in Altgebäuden, mit schon vorhandener Festmistkette.
Gegenüber dem Tiefstreulaufstall zeichnet sich der Tretmiststall dadurch aus, daß er mit bedeutend weniger Einstreu auskommt und damit arbeitssparender und kostengünstiger zu betreiben ist.
Gerade in der heutigen agrarpolitischen Situation, die durch Strukturwandel und Industrialisierung der Landwirtschaft gekennzeichnet ist, bietet sich der Tretmiststall als interessante Alternative an, mit der sich der normative Anspruch an eine artgemäße Tierhaltung und der ökonomische Vorteil der Laufstallhaltung kombinieren lassen.

5.1 Das Funktionsprinzip

Der Tretmiststall ist ein eingestreuter Zweiraum-Laufstall. Die erhöhte Liegefläche weist ein Gefälle in Richtung Mistgang auf. Die Liegefläche ist unstrukturiert und erlaubt den Tieren ein ungezwungenes Liegen, da keine Boxen den Liegeraum unterteilen (Abb. 44).
Durch ihr Körpergewicht treten die Tiere das mit Einstreu vermengte Kot-Harn-Gemisch von dem als schiefe Ebene ausgeführten Liegebereich in den durch eine Stufe abgesetzten Mistgang. Der Mistgang ist planbefestigt und sorgt somit für den notwendigen Klauenabrieb.
Er ist gleichzeitig auch Freßplatz, dem sich entweder eine Krippe oder ein Futtertisch anschließt.

1 Liegefläche
2 Mistgang
3 Futtertisch
4 Einstreuluken

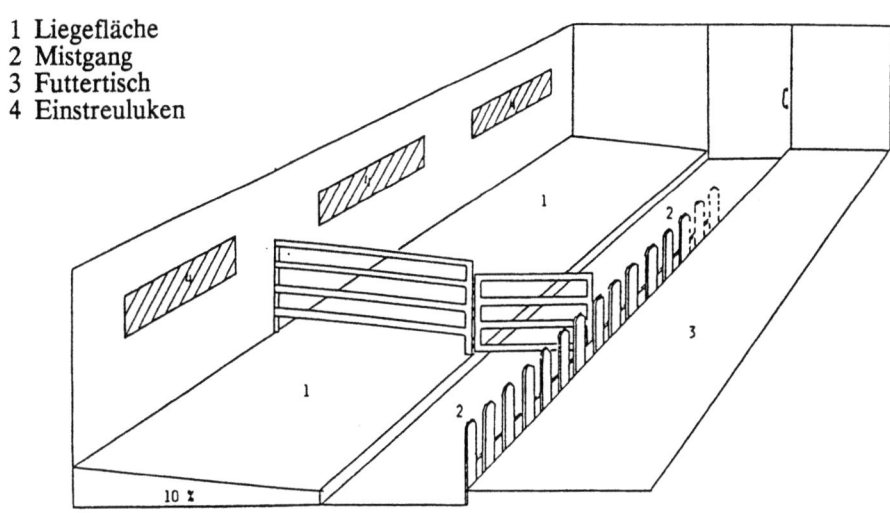

Abbildung 44: Modell eines Tretmistlaufstalles (ZEEB, 1986a)

Der Tretmiststall kann sowohl als Kalt- wie auch als Warmstall betrieben werden.

5.2 Bau und Handhabung

Der Tretmiststall kann nur dann funktionieren, wenn sich Bau und Handhabung an den erforderlichen Kriterien orientieren, die sich aus dem Tierverhalten und der baulichen Dimensionierung der einzelnen Funktionsbereiche ergeben.
Im folgenden sollen der Liegebereich und der Mist- und Freßbereich in bezug auf die genannten Kriterien behandelt werden. Es braucht dabei nicht mehr auf alle Details der baulichen Gestaltung und des tierischen Verhaltens eingegangen werden, da die grundsätzlichen Anforderungen an Haltungssysteme für Rinder schon in den vorangegangenen Kapiteln ausführlich behandelt worden sind.

5.2.1 Der Liegebereich

Die unstrukturierte Liegefläche des Tretmiststalles erlaubt den Kühen ein ungezwungenes Liegen, da anders als im Boxenlaufstall, der Liegeraum nicht durch Boxenabtrennungen unterteilt ist.
Die Verhaltensabläufe des Aufstehens, Abliegens und Liegens können hier ungestört von Steuerungseinrichtungen von den Tieren vollzogen werden. Die typischen Verletzungen und Verhaltensstörungen, die durch Boxenabtrennungen hervorgerufen werden, können daher im Tretmiststall nicht auftreten.
Die Liegefläche des Tretmiststalles besteht aus dem planbefestigten Untergrund und der sich durch ständige Einstreu bildenden Strohfließmatratze.

5.2.1.1 Der Unterboden

Je nachdem, mit welcher Einstreumenge der Stall betrieben werden soll, kann der Untergrund der Liegefläche verschiedenartig ausgeführt sein.
Falls mit Minimaleinstreu gearbeitet wird, empfiehlt sich eine wärmegedämmte Ausführung, z.B. aus Faserbeton oder mit wärmedämmenden Platten (ZEEB, 1986a). Wärmedämmende Estriche sind wegen ihrer schlechten Trittsicherheit nicht geeignet, zumal sich bei entsprechendem Gefälle der Estrich schlecht verlegen läßt. Nach ZEEB (1986a) sind eine rauh abgezogene Betonfläche oder auch bloß Holzbohlen ausreichend geeignet.

5.2.1.2 Die Gleitschicht

Das Funktionieren des Tretmistprinzipes beruht auf dem Gleiten des Mistes in Richtung Mistgang.
Dieses Gleiten ist einerseits abhängig von dem Gefälle der Liegefläche in Richtung Mistgang und ihrer Länge, andererseits von der Belegdichte des Stalles.
Nach HAMMER et al. (1985) besteht ab Buchtentiefen von 4 m die Gefahr, daß die Rinder das Dung-Einstreu-Gemisch nicht mehr in gewünschtem Maße zum Mistgang hin befördern. Sie legen die Liegefläche mit einem Gefälle von 5-6 % auf eine Tiefe von 3 m aus (Abb. 45a).

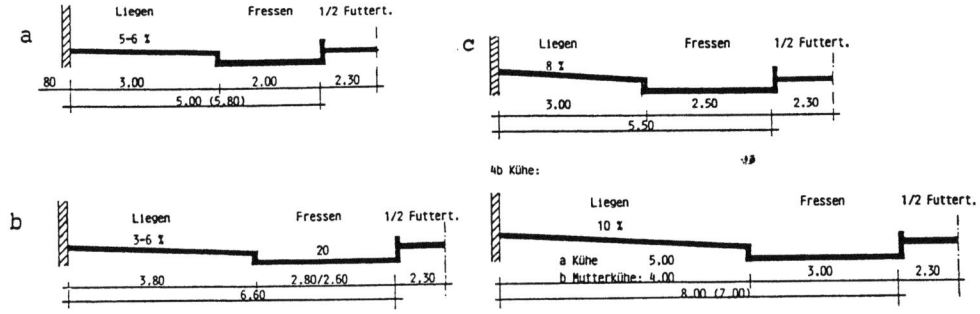

Abbildung 45: Verschiedene Profile von Tretmistställen (ZEEB,1986a; JAKOB und Löhnert, 1984; HAMMER et al., 1985; aus RITTEL, 1986)

Auch JAKOB und LÖHNERT (1984) erachten ein Gefälle von bis zu 6% als ausreichend (Abb. 45b).
Nach ZEEB (1986a) war in der Vergangenheit meist ein nicht ausreichenes Gefälle der Liegefläche der Anlaß dazu, daß Tretmistställe in ihrer Funktion nicht befriedigten. Liegeflächen mit einer Neigung von 8-10% seien in ihrer Funktion wesentlich zufriedenstellender (Abb. 45c).
Das größere Gefälle sei bei einer Buchtentiefe von über 3,5 m angebracht, wobei er gleichzeitig von einer Liegeflächentiefe von wenigstens 3,5 m ausgeht.
Die richtige Besatzdichte der Liegefläche übernimmt im Tretmiststall eine wichtige Funktion. Sie ergibt sich aus dem erforderlichen Raumbedarf, der notwendig ist, um die sozialen Auseinandersetzungen auf ein Minimum zu beschränken und dem erforderlichen Tiergewicht pro Flächeneinheit, das notwendig ist, damit das Tretmistsystem funktioniert.
So ist ebenso wie im Boxenlaufstall im Tretmiststall darauf zu achten, daß den Tieren die Möglichkeit gegeben wird, die individuellen Ausweichdistanzen einzuhalten.
Während des Melkens sind die Tiere auf der Liegefläche versammelt und durch einen Elektrodraht am Verlassen der Liegefläche gehindert. Jeder Kuh muß in dieser Situation eine ausreichende Fläche zur Verfügung stehen, um Streß und Unruhe vor dem Melken zu vermeiden.
Je mehr Tiere sich auf der Liegefläche bewegen, desto mehr Mist wird von ihnen verdrängt und in den Mistgang getreten. Ist die Besatzdichte jedoch zu hoch, wird einerseits die Einstreu zu schnell in den Mistgang getreten und andererseits kommt es zu gesteigerten Aggressionen. Werden zu wenige Tiere pro Flächeneinheit gehalten, wird nicht genügend Mist in Richtung Mistgang transportiert. Die Besatzdichte hat also neben der verhaltensbedingten Grenze auch eine funktional-technische Grenze. Nach ZEEB (1986a) ist aus diesen Gründen je nach Besatzdichte, Einstreumenge und Futterart mit einer Liegefläche von 3 bis 4m^2/GVE zu rechnen um sowohl das Funktionieren des Tretmistverfahren zu gewährleisten, als auch die Aggressionen auf ein Minimum zu beschränken.

Trotzdem können aber auch im Tretmiststall durch Rangauseinandersetzungen Verletzungen auftreten. JAKOB und LÖHNERT (1984) empfehlen deshalb, die Kühe zu enthornen.
Zur Einstreu können, je nach Einstreuintensität, neben Lang- und Häckselstroh auch Strohmehl und Sägemehl zum Einsatz kommen (ZEEB, 1986a).
Bei der Verwendung von Langstroh berechnen JAKOB und LÖHNERT (1984) im Mittel 0,4 bis 0,6 kg Stroh pro 100 kg Lebendgewicht. Das entspricht bei einem Kuhgewicht von 550 kg, einer täglichen Einstreumenge von 2,8 bis 3,6 kg/Tier. Auch ZEEB (1986b) spricht von 3-5 kg Stroh pro GVE und Tag. Bei der Verwendung von Häckselstroh, Strohmehl oder Sägemehl müßten 0,5 bis 3 kg pro GVE und Tag berechnet werden.
Häckselstroh eignet sich, da es weitaus mehr Feuchtigkeit binden kann als Langstroh, besonders für Betriebe mit einem hohen Anteil an Grünland, die mit Stroh sparsam umgehen müssen.
Die benötigte Einstreumenge wird jedoch auch von der Kotkonsistenz (Futterration) und der gewünschten Sauberkeit der Tiere bestimmt. Die Sauberkeit der Tiere wird aber auch von der Luftdurchflutung des Liegebereichs beeinflußt. Eine zu geringe Luftdurchflutung in Verbindung mit zu hoher Luftfeuchte führt dann zur Verschmutzung der Tiere.
Da die Einstreu am besten vom hinteren Bereich der Liegefläche aus erfolgt und das tägliche Einstreuen möglichst wenig Arbeit bereiten sollte, ist es deshalb günstig, die Einstreuluken im hinteren Stallbereich anzubringen (Abb. 44).
Die Einstreu soll täglich in einem schmalen Streifen von höchstens 1 m Breite am hinteren Rand der Liegefläche aufgebracht werden (ZEEB, 1986a), so daß der Schub gewährleistet ist und ständig neue Einstreu von oben herab in Richtung Mistgang befördert wird. Damit dieses Prinzip funktioniert, muß dieser Stallbereich von den Tieren auch angenommen werden. Das bedeutet, daß hier Ruhe herrschen muß und auch keine Kaltluft einfällt, die die Behaglichkeit dieses Stallbereiches vermindert. In keinem Fall sollen hier Tränkebecken installiert werden.
ZEEB (1986a) weist auch darauf hin, daß man sich nicht dazu verleiten lassen soll, die Einstreu mit der Mistgabel zu verteilen. Dadurch verliere sich der Effekt der Arbeitsersparnis.
Damit das Tretmistprinzip funktioniert, muß die Liegefläche entsprechend präpariert werden. Bevor der Stall belegt wird, muß deshalb eine 20 cm dicke Einstreuschicht mit dem Wasserschlauch so gewässert werden, daß eine matschige Unterlage entsteht. Nach ZEEB (1986a) muß dann auf diese Unterlage vor dem Einstallen eine ebenfalls 20 cm dicke, trockene Einstreuschicht aufgebracht werden. Nur so könne sich die Gleitschicht bilden, auf der die Matratze langsam wie ein Gletscher zu Tal wandert.
Der Übergang von der Liegefläche zum Mistgang wird durch einen Absatz gebildet. Der Absatz sollte nicht höher als 15 bis 20 cm betragen, denn durch die Einstreu erhöht sich die Stufe noch. Wird sie zu hoch, suchen die Kühe sich nur bestimmte Stellen zum Hinauf- und Heruntergehen. Der Mist wird dann nicht gleichmäßig heruntergetreten und die Funktion des Stalles wird gefährdet.

5.2.2 Die Lauffläche

Die Lauffläche, die zugleich auch Mistgang ist, muß im Tretmiststall dieselben Anforderungen erfüllen wie planbefestigte Laufflächen im Boxenlaufstall.
Sie muß den Beanspruchungen durch die Entmistungsgeräte widerstehen und mit einem Gefälle in Richtung Dunglegestelle ausgestattet sein.
Die Lauffläche dient gleichzeitig auch als Freßplatz. Mehr als 50 % des Kotes werden hier abgesetzt. Es bietet sich daher an, diese Fläche planbefestigt anzulegen und sie mit dem

Frontlader oder anderen Entmistungsgeräten abzuschieben.
Wegen der dauernden mechanischen Belastung durch Entmistungsgeräte wird die Lauf- und Mistfläche im Laufe der Zeit glatt und in Verbindung mit Kot und Harn auch rutschig und verletzungsträchtig. Deshalb sollte auch im Tretmiststall mehrmals täglich entmistet werden.
Bei der Entmistung mit Frontlader ist darauf zu achten, daß die Kühe während des Entmistungsvorganges mit Hilfe eines Elektrodrahtes auf der Liegefläche zurückgehalten werden. Vom Arbeitsablauf her läßt sich die Entmistung dann gut mit dem Melken vereinbaren und sollte auch gemeinsam damit erledigt werden, um Irritationen der Kühe und unnötige Unruhe zu vermeiden.
Der Einsatz eines Flachschiebers erweist sich jedoch als vorteilhafter. Er ermöglicht eine mehrmals tägliche Entmistung, wodurch weniger Kot und Harn auf die Liegefläche zurück transportiert und Stroh eingespart werden kann. Vor allem aber werden die Tiere durch die Arbeit nicht beunruhigt und die aufwendige Installierung von Toren für die Durchfahrt des Frontladers entfällt hierbei.
Bei der Entmistung mit Flachschieber muß darauf geachtet werden, daß, um Verletzungen zu vermeiden, die Flügel des Flachschiebers die Höhe des Absatzes nicht überschreiten. Die Flügelhöhe sollte mindestens 5 cm tiefer liegen als die Absatzhöhe der Liegefläche (JAKOB und LÖHNERT, 1984).
Da die Kühe sich im Laufstall ihre Liegefläche frei aussuchen können, muß dafür gesorgt werden, daß die dafür vorgesehene Liegefläche auch angenommen wird.
Der Mistgang muß deshalb beim ersten Belegen naß gemacht werden, da sich sonst die Kühe dort ablegen würden und dies auch später immer wieder tun würden (ZEEB, 1986a).

5.2.3 Der Freßbereich

Der Freßbereich im Tretmiststall ist im wesentlichen so zu gestalten, wie der des Boxenlaufstalles. Die Futtervorlage kann entweder über den Futtertisch oder über die Krippe erfolgen. Auch hier sollte grundsätzlich ein Tier-Freßplatzverhältnis von 1:1 eingehalten werden, wobei jedem Tier ein seiner Schulterbreite entsprechender Freßplatz zur Verfügung stehen sollte. Die Länge des Freßplatzes ergibt sich somit aus der Anzahl der aufgestallten Tiere.
Um die Auseinandersetzungen am Freßplatz auf ein Minimum zu reduzieren, sollte auch im Tretmiststall, ebenso wie im Boxenlaufstall, ein Freßgitter montiert werden (Abb. 46). Auch hier haben sich Palisadenfreßgitter bewährt.

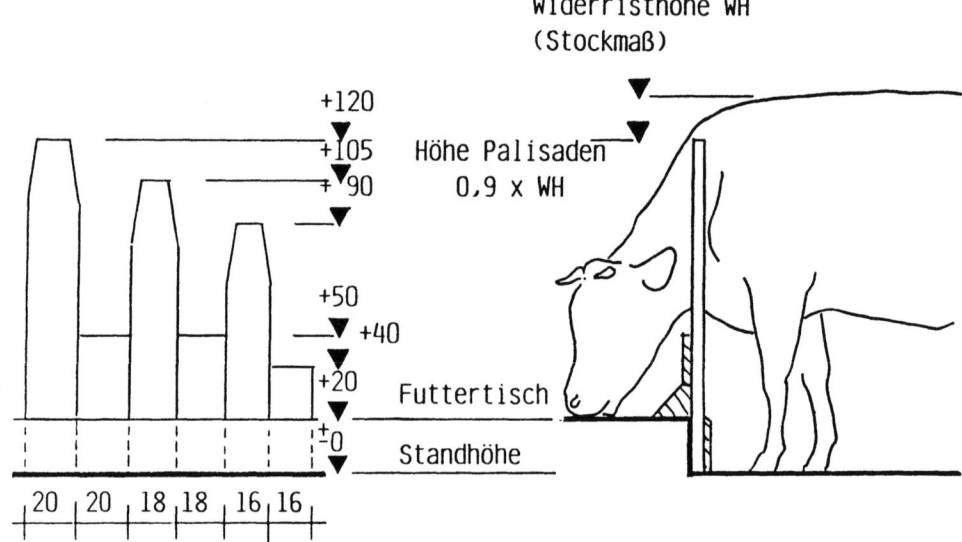

Abbildung 46: Höhe des Palisadenfreßgitters in Abhängigkeit von der Widerristhöhe (ZEEB, 1986b).

Die Wasserversorgung kann auch hier über Trogtränken erfolgen. Sie müssen jedoch so angebracht werden, daß die Liegefläche durch Verlustwasser nicht allzusehr benäßt wird. Es empfiehlt sich deshalb, die Tränkevorrichtungen an der Stirnseite des Stalles, an den Trennwänden und möglichst nahe am Mistplatz, zu montieren.

5.3   Zusammenfassende Diskussion

Der Tretmiststall eignet sich besonders für den Einbau in vorhandene Altgebäude. Er enthält sämtliche Vorteile einer Laufstallhaltung gegenüber der Anbindehaltung und ist sowohl tiergerechter als auch arbeitssparender zu betreiben.
Voraussetzung dafür ist jedoch seine richtige bauliche Ausführung und Handhabung. Vor allem der richtigen Besatzdichte kommt hier eine zentrale Bedeutung zu. Zu hohe Besatzdichten führen zu gesteigerter Aggressivität in der Herde, zu geringe Besatzdichten gefährden das Funktionieren des Tretmistprinzipes. Eine Besatzdichte von 3-4 m^2 erscheint sowohl zur Gewährleistung des Funktionsprinzipes als auch zur Minimierung der Aggressionen geeignet zu sein.
Die Einstreumenge ist abhängig von der Kotkonsistenz des eingestreuten Materials und der erwünschten Sauberkeit der Tiere.
Aufgrund hygienischer Bedingungen ist die Entmistung mit Flachschiebern vorteilhafter,

weil durch sie eine mehrmals tägliche Entmistung vorgenommen werden kann, ohne die Tiere zu beunruhigen.
Damit der Tretmiststall auch so funktioniert wie er geplant ist, müssen die verschiedenen Bereiche des Stalles vor seiner ersten Inbetriebnahme entsprechend präpariert werden.
Der Freßbereich unterscheidet sich nicht prinzipiell von dem des Boxenlaufstalles. Ein Tier-Freßplatz-Verhältnis von 1:1 ist zu gewährleisten.
Die Wasserversorgung erfolgt ebenso wie im Boxenlaufstall am besten über Trogtränken, an Stellen, an denen eine Vernässung des Liegebereiches weitgehend verhindert wird.
Insgesamt bietet sich der Tretmiststall, aus Gründen seiner Tiergerechtheit, als interessante Alternative zum Boxenlaufstall besonders in vorhandenen Altgebäuden als Umbaulösung an.

6 SCHLUSSBETRACHTUNG

In der vorliegenden Arbeit zum Thema "tiergerechte Michviehhaltung" wurde versucht, aus den Fragmenten, die dieses Thema beschreiben, eine schlüssige Zusammenstellung zu erarbeiten.
In diesem Zusammenhang auf alle Milchviehhaltungssysteme einzugehen, ist im Rahmen dieser Arbeit nicht zu leisten; es wurde sich deshalb auf drei Haltungssyteme beschränkt, nämlich auf die Haltung im Kurzstand-Anbindestall, im Liegeboxen-Laufstall und im Tretmiststall.
Die drei Haltungssysteme wurden derart miteinander verglichen, wie sie in der Literatur als tiergerecht behandelt werden.
Dem Liegeboxen-Laufstall und dem Tretmiststall müssen in diesem Zusammenhang eindeutig der Vorzug gegeben werden. Die Tiere können dort nicht nur ihr uneingeschränktes Verhalten besser zeigen, auch bezüglich der Tiergesundheit ist der Laufstall dem Anbindestall überlegen.
Die Häufigkeit der Gliedmaßenerkrankungen ist allerdings ein kritischer Punkt bei der Haltung von Milchvieh im Liegeboxen- Laufstall. Die Gründe für die Gliedmaßen-erkrankungen und -Verletzungen liegen vor allem in der Ausführung der Lauf- und Verkehrsflächen. In diesem Funktionsbereich werden die größten Kompromisse zugunsten der Ökonomie und zu Lasten der Tiergerechtheit gemacht; ihre exakte und fachgerechte Ausführung nimmt somit eine besonders wichtige Stellung ein.
Insgesamt kann man davon ausgehen, daß langfristig gesehen der Anbindestall von Laufstall verdrängt werden wird (IRPS, 1985). Die weitaus meisten Kühe in der BRD stehen jedoch noch in Anbindeställen. Es ist deshalb notwendig, sich mit der Verbesserung dieser noch bestehenden Haltungssysteme zu beschäftigen, damit die Belastungen für die darin gehaltenen Tiere möglichst gering bleiben.
Jeder Milchviehhalter, der seine Tiere so hält, sollte prüfen, ob es nicht möglich ist, daß die Kühe sich wenigstens zeitweilig außerhalb des Standes bewegen können, besonders dann, wenn keine Möglichkeit zum Weidegang besteht.
In der Schweiz sind solche Empfehlungen bereits gesetzlich vorgeschrieben. Art. 18 der Schweizer Tierschutzverordnung schreibt vor, daß Rindvieh, welches angebunden gehalten wird, die Möglichkeit erhalten muß, sich zeitweilig außerhalb des Standes bewegen zu können; bei der Planung von Neubauten ist in der Schweiz hierfür genügend Platz vorzusehen. Wenn kein Weidegang betrieben werden kann, so ist wenn möglich, ein Laufhof auszuweisen.

Eine solche Entwicklung in der Nutztierhaltung wäre für die Bundesrepublik mehr als wünschenswert.
Die Realität in der BRD sieht jedoch ganz anders aus. Seit 1972 besitzt die Bundesrepublik ein Tierschutzgesetz, welches als eines der schärfsten der Welt gilt; ein ethisch begründetes Gesetz, das jede vermeidbare Quälerei des Tieres verbietet.
Doch auch dieses Gesetz konnte nicht verhindern, daß Millionen von landwirtschaftlichen Nutztieren unter Bedingungen leben müssen, die eindeutig das artgemäße Verhalten der Tiere einschränken.
Seit dem 1.1.1987 ist nun ein neues Tierschutzgesetz in Kraft getreten. Dieses Gesetz stellt nach Meinung vieler Tierschützer einen Rückschritt hinter das vorher geltende Gesetz dar. Wie umstritten dieses Gesetz immerhin ist, zeigt das Abstimmungsergebnis im deutschen Bundestag.
Im Gegensatz zur Abstimmung über das Tierschutzgesetz vom 24.7.1972, welches einstimmig angenommen wurde, stimmten 179 Abgeordneten und 6 Berliner Abgeordnete gegen das neue Gesetz. (DEUTSCHER BUNDESTAG, 1986).
Die GRÜNE-Abgeordnete HÖNES (1986) bezeichnete den Gesetzesentwurf der Bundesregierung in einer Rede vor dem Bundestag als ein Tiernutzungsrecht, mit dem die Öffentlichkeit irregeführt werde. Es werde der unzutreffende Eindruck erweckt, daß sich etwas zugunsten der Tiere ändern solle.
Für die landwirtschaftliche Nutztierhaltung ist besonders bedeutsam, daß in § 2 das Verbot "der dauernden Einschränkung des allgemeinen Bewegungsbedürfnisses der Tiere" nicht mehr Bestandteil des Gesetzes ist.
Dafür wird der Bundesminister für Ernährung, Landwirtschaft und Forsten in § 2a ermächtigt, "durch Rechtsverordnung mit Zustimmung des Bundesrates, soweit es zum Schutze der Tiere erforderlich ist, die Anforderungen an die Haltung von Tieren nach § 2 näher zu bestimmen.
Nach EIMLER und KLEINSCHMIDT (1987) hat der derzeitige Bundesminister KIECHLE seine Vorstellungen von verhaltensgerechter Unterbringung folgendermaßen beschrieben:
"Eine Einschränkung der Ausübung seines Verhaltens auf die Möglichkeit der Bedarfsdeckung und Schadensvermeidung kann dem Tier, insbesondere dem Nutztier, zugemutet werden".
Ein solcher Satz macht deutlich, auf welch tönernen Füßen dieses Tierschutzgesetz steht und welche Motivation ihm eigentlich zugrunde liegt.
So unterscheidet der Minister zwischen Tieren im allgemeinen und Nutztieren im besonderen. Mangelnde Bedarfsdeckung und Schadensvermeidung führen aber zu Schäden, Leiden und Schmerzen für alle Tiere. Niemand darf diese einem Tier ohne vernünftigen Grund zufügen.
Ganz offensichtlich gibt es aber Ausnahmen, nämlich immer dann, wenn der ethische Anspruch des Gesetzes mögliche Profite einzuschränken droht.
An dieser Stelle nähern wir uns wieder der eingangs aufgestellten Behauptung: "Der Wert des Individuums wird an seiner Leistung gemessen, das Mensch-Nutztier-Verhältnis auf eine Kosten:Nutzen-Rechnung reduziert".
Weitere Gesichtspunkte bleiben in der Mensch-Tier-Beziehung weitgehend unberührt.
Verbesserungen im Tierschutz bleiben somit lediglich Zugeständnisse an die Tierschützer, die jedoch kaum die Profitinteressen der Agrarlobby berühren; dies gilt insbesondere für die Massentierhaltung.
Es bleibt abzuwarten, wie sich die neueren Skandale in der Tierhaltung (etwa der Hormonskandal in der Kälbermast) auswirken werden; an vollmundigen Ankündigungen von Politikern und Funktionären war ja kein Mangel.
Die Milchviehhaltung ist zwar von der allgemeinen Entwicklung in der Nutztierhaltung noch nicht so betroffen, wie zum Beispiel die Schweine- und Hühnerhaltung. Die Entwicklung geht aber in eine ähnliche Richtung: So lassen die Bemühungen seitens der

Industrie und interessierter Politiker- und Funktionärskreise, das Rinderwachstumshormon in die Milchviehhaltung der europäischen Gemeinschaft hineinzumanövrieren, Schlimmes erahnen.

Diese Entwicklung ist zumindest für einen Teil der bundesdeutschen Bevölkerung ein Zeichen des Niedergangs der Kultur der Industriegesellschaft, sofern es die als solche überhaupt gibt. Dem Moloch Wirtschaftswachstum werden sämtliche Erscheinungen des Lebens untergeordnet.

Schon ALBERT SCHWEITZER (1923) stellte in seinen Ausführungen über Kultur und Ethik fest: "Das Verhängnis unserer Kultur ist, daß sie sich materiell stärker entwickelt hat als geistig. Ihr Gleichgewicht ist gestört. Nun kommen die Tatsachen und rufen uns zur Besinnung. Sie lehren uns in grausig harter Sprache, daß die Kultur, die sich nur nach der materiellen und nicht auch in entsprechendem Maße nach der geistigen Seite hin entwickelt hat, dem Schiffe gleicht, das mit defektem Steuerapparat in stetig beschleunigter Fahrt seine Steuerbarkeit verliert und damit der Katastrophe zusteuert".

Angesichts der jüngsten Umweltkatastrophen und derer, die uns noch ins Haus stehen, wird es wohl jedem einleuchten, daß diese Worte Albert Schweitzers nichts von ihrer Aktualität eingebüßt haben.

Die Entwicklung in der Tierhaltung ist nur ein ganz kleiner Teilbereich einer Gesamtentwicklung, die die gesamte Schöpfung bedroht. Sie ist wie ein dünner Faden eines Strickes, der uns in eine Richtung zerrt, für die die Entwicklung in der Landwirtschaft nur beispielhaft erwähnt werden kann.

Es ist entmutigend zu erkennen, daß so bedeutende Denker wie Albert Schweitzer diese Zusammenhänge schon vor so langer Zeit erkannt haben und daß sich trotzdem so wenig zugunsten der geistigen Kultur geändert hat

Um so mehr gilt es in der heutigen Zeit, in der so gedankenlos mit der Schöpfung umgegangen wird, wo sie benutzt und weggeworfen wird, daß wir ständig und in vielfältiger Form versuchen, ein anderes Bewußtsein, geistige Kultur in unserer Welt zu schaffen, damit die Schöpfung erhalten bleibt.

LITERATURVERZEICHNIS

AID-INFORMMATIONEN (1987)
Tierschutznovelle und Landwirtschaft; Auswertungs- und Informationsdienst für Ernährung, Landwirtschaft und Forsten; Bonn, Bad Godesberg.

ANDREAE, U., B. BENEKE und D. SMIDT (1985)
Ethologische Erhebungen über Raumbedarf und Raumnutzung bei Jungrindern und Milchkühen; Landbauforschung Völkenrode, Sonderheft 75, 58-84.

ANDREAE, U., R. REGIER, und D. SMIDT (1982)
Angeborenes und stallangepaßtes Ruheverhalten bei Milchkühen;
Der Tierzüchter Nr.11, 466-472.

ANDREAE U. und P. PASIERBSKI (1973)
Freßplatzbedarf von Kühen im Boxenlaufstall; DLG-Mitteilungen 88, 1212-1216.

BAMMERT, J. und K. ZEEB (1984)
Der Einfluß klimatischer Faktoren auf die Aktivität von Rindern im zeitlichen Bezug zum Sonnenstand; Züchtungskunde 55, 139.

BENEKE, B., J. LADEWIK, U. ANDREAE und D. SMIDT (1983)
Physiologische und ethologische Merkmale bei Belastungssituationen von Rindern; Aktuelle Arbeiten zur artgemäßen Tierhaltung, KTBL-Schrift 299, Darmstadt, 32-45.

BERGER, G. (1977)
Gliedmaßen- und Klauengesundheit von Rindern unterschiedlicher Herkunft in industriemäßig produzierenden Milchviehanlagen; Monatsheft für Veterinärwesen 32; 683, 684.

BOCK, CH. (1989)
Die Beurteilung der Tiergerechtheit von Boxenlaufställen für Milchvieh; Agr. Dissertation Hohenheim.

BOCKISCH, F.-J. und G. KUTSCHER (1986)
Beitrag zur Ausführung von Anbindeställen und deren Auswirkungen auf die Milchkühe; Aktuelle Arbeiten zur artgemäßen Tierhaltung, KTBL-Schrift 319, Darmstadt, 169-175.

BOCKISCH, F.-J. und A. ZIPS (1985)
Der teureren Hochbox unterlegen; Planen und Bauen 12, 18-20.

BOCKISCH, F.-J., A. ZIPS und J. BOXBERGER (1981)
Gibt es die Normkuh im Liegeboxenlaufstall? Aktuelle Arbeiten zur artgemäßen Tierhaltung, KTBL-Schrift 281, Darmstadt, 61-79.

BOGNER, H. und A. GRAUVOGL (1984)
Die Beurteilung von Rinderstallungen aus ethologischer Sicht; aktuelle Arbeiten zur artgemäßen Rinderhaltung, KTBL-Schrift 307, Darmstadt, 62-71.

BOXBERGER J. (1980)
Modernisierung von Anbindeställen; Arbeiten der DLG, Band 170.

BOXBERGER, J. (1982)
Wichtige Verhaltensparameter von Kühen als Grundlage zur Verbesserung der Stalleinrichtung; Habilitationsschrift Weihenstephan.

BOXBERGER, J. (1984)
Freßplatzgestaltung für Kühe in Anbinde- und Laufställen;
DLG- Manuskriptdruck, FB Landtechnik, DLG Frankfurt a. M.

BOXBERGER, J. und K. KEMPKENS (1984)
Freßplatzgestaltung für Kühe im Liegeboxenlaufstall; DLG-Merkblatt 242.

BOXBERGER, J. und R. METZNER (1976)
Ermittlung von Kennwerten zur Krippengestaltung für Kühe unter Kurzstandbedingungen; Probleme tiergerechter Haltung, KTBL Darmstadt.

BRANTAS, C.C (1968)
Training, eleminative behaviour and resting of Frisian Dutch Cows in the cafeteria stable; Zeitschrift für Tierzüchtung und Züchtungsbiologie.

DAMM, TH. (1975)
Die Verbreitung von tiergerechten Aufstallungsformen im nord-deutschen Raum; Schriftenreihe Rind 2, Verlag für wissenschaftliches Arbeiten in der Landwirtschaft, 106-141.

DEUTSCHER BUNDESTAG (1986)
Schlußbericht der namentlichen Abstimmung über die Änderung des Deutschen Tierschutzgesetzes am 17.4.1986.

DLG-PRÜFBERICHT (1984)
Glöggler- Europa- Wandliegebox Typ WB 2; FB Landtechnik- Prüfungsabteilung, Frankfurt a.M.

EICHHORN, H. und J. KONRAD (Hrsg.) (1985)
Landtechnik, Ulmer Verlag, 416-440, 566,567.

EIMLER W.-M. und M. KLEINSCHMIDT (1987)
Tierische Geschäfte, Verlag Droemer-Knaur, 109-117.

EYRICH, H. (1988)
Untersuchungen über den Einfluß des Kuhtrainers auf die Brunst von Milchkühen. Vet. Med. Vet. Dissertation München, 1988.

FESZL, L. (1968)
Biometrische Untersuchungen der Bodenfläche der Rinderklauen und die Belastungsverteilung auf die Extremitätenpaare. Zentralblatt für Veterinärmedizin 15, 844-866, zitiert in BOXBERGER, 1982.

FRANKENBERG, G. von (1956)
Menschenrassen und Menschentum
Safari Verlag Berlin, zitiert nach TSCHANZ (1984).

GRAF, B. (1974)
Aktivitäten von enthornten und nicht enthornten Kühen auf der Weide; Diplomarbeit, ETH Zürich.

GROTH, W. (1984)
Mängel im Haltungssystem als Ursache von Gliedmaßenschäden bei Rindern; Tieräztliche Umschau, 39. Jhrg. Nr.3, 196-201.

GROTH, W. (1985)
Die Bewertung von Rinderstallungen aus veterinärmedizinischer Sicht; 4.Gft.-Seminar, bayr. Landesanstalt für Tierzucht, Grub.

GROTH, W. (1985a)
Kriterien für die Beurteilung von Haltungsformen für Milchkühe und Mastbullen aus klinischer Sicht; Tierärtliche Umschau, 46.Jhrg., Nr.10, 739-750.

HAIDN, B. und K. KEMPKENS (1988)
Spaltenböden für Rinder; Bauen für die Landwirtschaft 2, 4-6.

HAMMER, K. B., MITTRACH und M. SÜSS (1985)
Flachlaufstall für Rinder; DLZ 10, 1589-1591.

HEUSSER, H. (1972)
Physiologische Grundlagen zur Schaffung eines optimalen Stallklimas; AGIR-Informationen Nr.2, 1-9, zitiert nach RIST (1976).

HEYDRICH, H.-D., K. ARCULARIUS, M. GÜNTHER, W. MARKAU, E. WOLL(1968)
Die Entstehung einiger Gesundheitsschäden bei Kühen in Kotrostanbindeställen, Monatsh. Vet.med. 23, 856-861.

HILTY, R. P., JAKOB und J. TROXLER (1987)
Der Boxenlaufstall für Kühe; FAT-Bericht 320, Tänikon CH.

HIMMEL, U. (1964)
Untersuchungen zum Verhalten von Kühen auf der Weide; Dissertation Jena.

HÖNES, H. (1986)
Dokumentation GRÜNER Initiativen zur Novellierung des Tierschutzgesetzes und die Ergebnisse der Bundestagsverhandlungen, 53-56.

IPSEN, E.-J. und P.K. STIGSEN (1965)
The influence of some environmental factors on the production level in Danish diary herds, Züchtungsbiologie 82, zitiert in BOCKISCH und KUTSCHER (1986).

IRPS, H. (1985)
Die haltungstechnische Ausführung von Rinderstallungen unter Berücksichtigung ethologischer Erkenntnisse; 4. Gft.-Seminar, bayrische Landesanstalt für Tierzucht, Grub.

JAKOB, P. und TH. OSWALD (1986)
Die Anbindehaltung von Kühen; FAT-Berichte 295, Tänikon, CH.

JAKOB P. und TH. OSWALD (1986a)
Heutige Anforderungen an die Kurzstandhaltung; Sonderdruck Schweizer Landtechnik Nr.6.

JAKOB, P. und U. LÖHNERT (1984)
Im Tretmiststall lassen sich Rinder tierfreundlicher halten; DLZ Nr.4, 602-604.

KAISER, R. und O. LIPPITZ (1974)
Untersuchungen zum Verhalten von Milchkühen bei unterschiedlichem Tier- Liegeplatz-Verhältnis und störungsfreiem Zugang zur reduzierten Krippe; Tierzucht 28, 187-189.

KÄMMER, P. (1982)
Indikatoren für die Beurteilung der Tiergerechtheit eines Haltungssystems für Rindvieh; Aktuelle Arbeiten zur artgemäßen Tierhaltung, KTBL-Schrift 281, Darmstadt, 129-140.

KÄMMER P. und B. TSCHANZ, (1975)
Untersuchungen zur tiergerechten Haltung von Milchvieh in Boxenlaufställen; Schweizerische landwirtschaftliche Forschung Band 14, Heft 2/3, 203-223.

KÄMMER P. und U. SCHNITZER (1975)
Die Stallbeurteilung am Beispiel des Ausruheverhaltens von Milchvieh, KTBL-Arbeitspapier 29, Darmstadt.

KAUFMANN, W. und K. ROHR (1969)
Zur Bedeutung des Rauhfutters im Stoffwechsel der Wiederkäuer; Hülsenberger Gespräche 1969, Tagungsbericht der Schaumann-Stiftung zur Förderung der Agrarwissenschaften.

KAZMAIER, E. (1976)
Der Stand des Tierschutzes und die gegenwärtige Situation in der Rinderhaltung; Dissertation München, FB Tierproduktion.

KIRCHGESSNER, M. (1982)
Tierernährung, DLG-Verlag, Frankfurt a.M., 267.

KNECEVIC, P. (1971)
Aufstallungsbedingte Klauenkrankheiten; Wiener tierärztl. Monatsschrift, 58. Jhrg., H.3, 121-126.

KOHLI, E. (1987)
Vergleich des Abliegeverhaltens von Milchkühen auf der Weide und im Anbindestall; Neue Aspekte des Abliegeverhaltens; Aktuelle Arbeiten zur artgemäßen Tierhaltung, KTBL-Schrift 319, Darmstadt,18-38.

KOHLI, E. (1987a)
Auswirkungen des Kuhtainers auf das Verhalten von Milchvieh; Der praktische Tierarzt 9, 34-44.

KOHLI, E. und P. KÄMMER (1984)
Funktionelle Ethologie am Beispiel Rind. Die Beurteilung zweier Anbindesysteme aufgrund einer Indikatorenliste; Aktuelle Arbeiten zur artgemäßen Tierhaltung, KTBL-Schrift 307, Darmstadt, 108-124.

KOHLI, E., A. WACKER, P. KÄMMER (1981)
Ethologische Untersuchungen zur Tiergerechtheit der Anbindehaltung auf Kurzstand mit Halsrahmen und Gitterrost für Milchkühe; Schlußbericht Nr. 014.81.1, Bundesamt für Veterinärwesen (CH).

KOLLER, G., K. HAMMER, B. MITTRACH und M. SÜSS (1979)
Rindviehställe; Handbuch für landwirtschaftliches Bauen, Verlagsunion Agrar, DLG-Verlag Frankfurt a.M.

KOLLER, G., P. MATZKE und M. SÜSS (1975)
Forderungen an die tiergerechte Haltung von Anbinde- und Laufställen; In Paiz (Hrsg.): Tiergerechte Aufstallung in der Milchproduktion; Verlag für wiss. Arbeit in der Landwirtschaft, Reutlingen.

LAMB, R.C. (1976)
relationship between cow behaviour pattern and management systems to reduce stress; J. Diary Sci. 59, 1630-1636.

LASSON, E. (1976)
Untersuchungen über die Anforderungen von Rindern an die Wärme- und Härteeigenschaften von Stand- und Liegeflächen, Dissertation TU München.

LASSON, E. und J. BOXBERGER (1976)
Untersuchungen zur Gestaltung des Stand- und Liegebereiches von Milchvieh in Anbindeställen; Probleme tiergerechter Haltung, KTBL Darmstadt, 133-138.

METZ, J.H.M und P. MEKKING (1977)
Verhaltensmaßstäbe für die Einrichtung des Futterplatzes in Rinderlaufställen; Aktuelle Arbeiten zur artgemäßen Tierhaltung, KTBL-Schrift 233, Darmstadt, 149-164.

METZNER, R. (1978)
Ermittlung tierbezogener Kennwerte zur Krippengestaltung; Grundlagen der Landtechnik 28, H.1, 26-32.

METZNER, R. (1976)
Kennwerte tiergerechter Versorgungseinrichtungen des Kurzstandes für Fleckviehkühe, Dissertation, TU München.

METZNER, R. und J. BOXBERGER (1976)
Ermittlung von Kennwerten zur Krippengestaltung für Kühe unter Kurzstandbedingungen; Probleme tiergerechter Haltung, KTBL Darmstadt, 139-145.

MÖLBERT, H. (Hrsg.) (1975)
Landtechnik, Band 2 Veredlungswirtschaft, Eugen-Ulmer-Verlag Stuttgart, 113.

MOLZ, CH:, 1989)
Beziehungen zwischen haltungstechnischen Faktoren und Schäden bei Milchvieh in Boxenlaufställen; Vet. Med. Dissertation München.

NEHRING, K. (1963)
Lehrbuch der Tierernährung und Futtermitelkunde, Neumann-Verlag, Radebeul und Berlin.

ÖSTER, H. (1975)
Der Einfluß der Enthornung auf die Gesundheit und das Verhalten einer im Tieflaufstall gehaltenen Milchviehherde; Schriften der Schweizerischen Vereinigung für Tierzucht Nr. 58, 64-72.

ÖSTER, H. (1978)
Ethologische Beurteilung von Laufställen für Milchkühe, Zoologisches Institut, Universität Bern, 195-203.

OSLAGE, H.J. und R. DÄNICKE (1980)
Tierschutzbezogene Aspekte bei der Ernährung von landwirtschaftlichen Nutztieren; Landbauforschung Völkenrode 53, 103-117.

OSWALD, TH. (1987)
Tiergerechte Milchviehhaltung; Simmentaler Fleckvieh, Band 3, 32-42.

PFADLER, W. (1981)
Ermittlung optimaler Funktionsmaße von Spaltenböden in Milchviehlaufställen; Dissertation, TU München.

PFADLER, W. und J. BOXBERGER (1980)
Die Erfassung des Abkotverhaltens und der Bewegungsaktivität von Milchkühen im Liegeboxenlaufstall; Aktuelle Arbeiten zur artgemäßen Tierhaltung, KTBL-Schrift 264, Darmstadt, 200-216.

PORZIG, E. (1969)
Das Verhalten landwirtschaftlicher Nutztiere; VEB Deutscher Landwirtschaftsverlag Berlin.

PORZIG, E. (1980)
Ursachen und Auswirkungen auf die Leistungsausschöpfung bei Rindern; Monatsheft Vet. Med. 35, 44-77.

PORZIG, E. und G. WENZEL (1969)
Verhalten der Milchkühe nach der Umstallung aus dem Abkalbestall in den Boxenlaufstall; Tierzüchter 23, 535-537.

RAPP, J. (1973)
Todesfälle beim Rind durch Strangulation in verschiedenen Anbindevorrichtungen; Tierärztliche Umschau, 28. Jhrg. H. 6 327-331.

REINHARDT, V. (1976)
Untersuchungen zum Sozialverhalten des Rindes; Reihe Tierhaltung, Birkhäuser-Verlag, Stuttgart.

RIST, M. (1971)
Kurzstände für Milchvieh; Bauen auf dem Lande, Heft 6.

RIST, M. (1976)
Stallklimagestaltung; 1. Gumpensteiner Bautagung, Gesundes Bauen für die Landwirtschaft, 35-58.

RIST, M. (1986)
Artgemäße Rindviehhaltung; Lebendige Erde, Heft 3, 111.

RIST, M. (1987)
Artgemäße Nutztierhaltung. Ein Schritt zum wesensgemäßen Umgang mit der Natur; Verlag Freies Geistesleben, 35.

RIST, M. und H. MATHYS (1973)
Zur Wärmeableitung von Tierlägerbelägen, Schweizerische landwirtschaftliche Forschung, Band 12, Heft 1, 81-102.

RIST, M. und J. OLIVER (1971)
Beitrag zur Ermittlung des Freßbereiches und einer tiergerechten Krippenform bei Milchkühen; Schweizerische Landwirtschaftliche Monatshefte 49, 369-374.

RITTEL, L. (1986)
Tretmist: Eine Alternative zum Spaltenboden? top agrar 10, 74-76.

ROHR, U. (1972)
Probleme der Fütterung hochleistender Wiederkäuer, Landbauforschung Völkenrode, Sonderheft 14, 48-52.

ROHRER, M. (1967)
Grundlagen zur Bemessung der Standlänge für Kurzstände bei Braunviehkühen; Die Grüne 95, 1042-1047.

SAMBRAUS; H.H. (1971)
Die soziale Rangordnung und ihre Folgen; Der Tierzüchter Nr.5, 249-251.

SAMBRAUS, H.H. (1978)
Nutztierethologie; Verlag Paul Parey, Hamburg.

SAMBRAUS, H.H. (1984)
Vor- und Nachteile moderner Haltungssysteme aus der Sicht des Ethologen; Tierärztliche Umschau, 39. Jhrg. Nr.5, 399-404.

SCHNITZER, U. (1971)
Liegestellungen und Aufstehen beim Rind im Hinblick auf die Entwicklung von Stalleinrichtungen für Milchvieh, KTBL- Bauschrift 10.

SCHÖN, H. (1971)
Mechanisierte Fütterungsverfahren für Rinder in Laufställen und ihre Auswirkungen auf das Tierverhalten und die Futteraufnahme, Der Tierzüchter 23, 129-131.

SCHÖNHOLZER, L. (1958)
Beobachtungen zum Trinkverhalten bei Zootieren; Dissertation Zürich.

SCHUBERT, U. und E. ERNST (1979)
Haltungsverfahren und Gesundheit bei Milchvieh; Betriebswirtschaftliche Mitteilungen der LK Schleswig-Holstein, 41-46.

SCHWEIZER, A. (1923)
Kultur und Ethik, Verlag C.H. Beck, München, 5-20.

SCHWEIZER BUNDESAMT FÜR VETERINÄRESEN (1987)
Anbindesysteme für Milchvieh; aktueller Stand des Bewilligungsverfahrens, Liebefeld-Bern (CH).

SCHWEIZER BUNDESAMT FÜR VETERINÄRWESEN (1986)
Richtlinien für die Haltung von Milchvieh, Liebefeld-Bern (CH).

SCHWEIZER TIERSCHUTZVERORDNUNG (1981)
zitiert in SCHWEIZER BUNDESAMT FÜR VETERINÄRWESEN (1986)

SEIFERT (1970)
Der Faltschieber und seine Einsatzmöglichkeiten KTBL-Manuskriptdruck 24.

SEUFERT, H. (1975)
Liegeboxenlaufställe; Arbeitsgemeinschaft zur Verbesserung der Agrarstruktur in Hessen, Heft 32.

SOMMER, TH. und J. TROXLER, (1985)
Ethologische und veterinärmedizinische Beurteilungskriterien in bezug auf die Tiergerechtheit von Loch- und Spaltenboden für Milchvieh; Aktuelle Arbeiten zur artgemäßen Tierhaltung, KTBL-Schrift 311, Darmstadt, 73-79.

SÖLCH, H. (1975)
Der Einfluß von Haltungsform, Rasse und Fütterung auf die Milchleistung bei Rindern in Nordbaden, Dissertation Universität Hohenheim.

STORHAS, R. (1986)
Naturgemäße Verfahren in der Viehwirtschaft, Rinderzucht und Rinderfütterung; Ökologische Tierhaltung; In BOEHNCKE, E. und H.H. SAMBRAUS (Hrsg): Alternative Konzepte 53, Verlag C.H. Müller, Karlsruhe, 89-102.

SÜSS, M. (1973)
Beitrag zum Verhalten von Milchkühen in Freßboxenställen und herkömmlichen Laufställen; Dissertation Wien.

SÜSS, M. (1985)
Die Gestaltung von Kurzständen für Kühe unter besonderer Berücksichtigung der Exkretion; 4. Gft.-Seminar angewandte Nutztierethologie, bayrische Landesanstalt für Tierzucht, Grub.

TROXLER, J. und TH. OSWALD (1986)
Erfahrungen bei der Prüfung von Stalleinrichtungen für Rindvieh und Schweine; Swiss Vet 3, Nr. 10a, 19-21.

TSCHANZ, B. (1984)
Normalverhalten bei Wild und Haustieren; Aktuelle Arbeiten zur artgemäßen Tierhaltung, KTBL-Schrift 307, Darmstadt, 82-93.

TSCHANZ, B. (1982)
Verhalten, Bedarsdeckung und Schadensvermeidung bei Tieren; Vortrag, gehalten an der Info-Tagung "Wege zu einer tiergerechten Haltung", Bern.

VOGT, C. (1982)
Technik im Milchviehstall, DLG-Verlag, Frankfurt a.M.,105.

WANDER, J.-F. (1971)
Tierverhalten als Beurteilungsmaßstab; Der Tierzüchter 23, 242-245.

Wander, J.-F. (1974)
Versuchsergebnisse zur Einrichtung von Boxenlaufställen; Die Milchpraxis 12, 22-24.

WANDER, J.-F. (1975)
Tieransprüche und Haltungseinrichtungen; Landtechnik 11, 465-468.

WANDER, J.-F. (1976)
Verhaltensanpassung der Nutztiere an moderne Stallsysteme durch Übung, Gewöhnen und Lernen; Der Tierzüchter 28, H.7, 314-316.

WANDER, J.-F. (1977)
Tierhaltungstechnischer Systemvergleich: Liegeboxen - Freßboxen für Milchvieh; Landbauforschung Völkenrode 27, 166-170.

WANDER, J.-F. (1978)
Stallbau und Einrichtungen für Milchkühe, Mastrinder und Kälber, Handbuch für tierische Verdlung, Osnabrück.

WANDER, J.-F und W. Fricke (1967)
Verhaltensuntersuchungen an Milchkühen als Planungsgrundlage für Kurzstände; Landbauforschung Völkenrode 17, Heft 1, 43-54.

WANDER, J.-F. und W. FRICKE (1974)
Zur Einrichtung von Liegeboxenlaufställen für Milchkühe; Bauen auf dem Lande, Heft 5, 138-141.

WIERENGA, H.K. (1983)
Frequentierung von Liegeboxen in Milchviehlaufställen; Aktuelle Arbeiten zur artgemäßen Tierhaltung, KTBL-Schrift 299, Darmstadt, 134-141.

WIERENGA, H.K. und H. HOPSTER (1981)
Die Reaktion von Milchvieh auf die Einschränkung von Liegeplätzen im Laufstall; Aktuelle Arbeiten zur artgemäßen Tierhaltung, KTBL-Schrift 281, Darmstadt, 46-59.

WILLINGER, H. (1971)
Kritik moderner Aufstallungsformen bei der Rinderhaltung; Tierärztliche Monatsschrift, 58. Jhrg., Heft 3, 104-112.

ZEEB, K. (1969)
Futtertrogform und Freßverhalten beim Rind, KTBL-Manuskriptdruck Nr.18, Frankfurt

ZEEB, K. (1970)
Umwelt und Tierverhalten -Ethologische Betrachtungen; Bauen auf dem Land, Heft 11, 334-335

ZEEB, K. (1970a)
Verhaltensbiologische Gedanken zum Problem Rinderlaufstall, Der Tierzüchter 22, 570-579

ZEEB, K. (1973)
Ethologisch-ökologische Haltungssysteme am Beispiel Milchvieh; Landwirtschaftliche Fachinformationen, Bad-Dürkheim

ZEEB, K. (1985)
Zur Beurteilung von Haltungssystemen für Rinder aus ethologischer Sicht; Tierärztliche Umschau, 40. Jhrg, Nr. 10, 752-758

ZEEB, K. (1986)
Warum Mutterkühe, Jung- und Mastvieh auf Tretmist halten? Beratungsblätter des Tierhygienischen Instituts, Freiburg

ZEEB, K. (1986a)
Tretmiststall- einstreuarm und tiergerecht; agrar praxis 10; 46-48

ZEEB, K. (1986b)
Tretmist- eine tiergerechte Haltungsform für Milchvieh; Beratungsblättter des Tierhygienischen Instituts, Freiburg

ZEEB, K. (1987)
Wieviel Lauffläche brauchen Milchkühe? Der Tierzüchter Nr.4, 169-170

ZEEB, K. (1987a)
Warum Milchvieh auf Tretmist halten? Beratungsblätter des Tierhygienischen Instituts, Freiburg

ZEEB, K. (1989)
Loseblattsammlung zur Fortbildung für Bedienstete von Veterinär- und Landwirtschaftsämtern Baden- Württemberg; Tierhygienisches Institut Freiburg.

ZEEB, K. (1989a)
Verhaltensstörungen und Technopathien bei der Rinderhaltung; Tierhygienisches Institut Freiburg.

ZEEB, K. und J. BAMMERT (1983)
Lokomotion und Liegeboxenzahl bei Milchkühen; Aktuelle Arbeiten zur artgemäßen Tierhaltung, KTBL-Schrift 299, Darmstadt, 142-152

ZEEB, K. und C. Leimenstoll (1986)
Der Boxenlaufstall für Milchvieh - Anregungen zu Bau und Handhabung; Beratungsblätter des Tierhygienischen Institutes Freiburg.

ZEEB, K. und M. ZIMMERMANN-MÜLLER (1971)
Sozialverhalten und Aktivität bei Milchkühen; Der Tierzüchter 19, 251-253

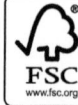

If you have any concerns about our products,
you can contact us on
ProductSafety@springernature.com

In case Publisher is established outside the EU,
the EU authorized representative is:
**Springer Nature Customer Service Center GmbH
Europaplatz 3, 69115 Heidelberg, Germany**

Printed by Libri Plureos GmbH
in Hamburg, Germany